임상에서
바로 통하는 발 진료 노하우

발 클리닉

임상에서
바로 통하는 발 진료 노하우

발 클리닉

Suguru Inokuchi

박 근 영 옮김

신흥메드싸이언스

임상에서
바로 통하는 발 진료 노하우
발 클리닉

2011년 4월 발행

지 은 이 : Suguru Inokuchi
옮 긴 이 : 박 근 영
발 행 인 : 홍 성 혁
발 행 처 : 신흥메드싸이언스
편 집 : 박 혜 림
디 자 인 : 서 은 미

주 소 : 서울시 영등포구 양평동 3가 15-1번지
월드메르디앙 비즈센터 501호
등록번호 : 제318-2007-000077호
전 화 : 02) 2165-8670~4
팩 스 : 02) 2165-8675
홈페이지 : www.shmed.co.kr

I S B N : 978-89-6498-009-5 93510
정 가 : 38,000원

역자서문

우리 인간이 직립이족보행 하는 데 있어 발은 가장 기본적이고 필수불가결한 인체기관이며 모든 하중을 떠받쳐야 하는 고된 역할을 하는 부분이다. 그럼에도 불구하고 가장 아래에 있고 감춰져 있다는 이유로 하대를 받는 경우가 흔하며 심지어는 미적인 문제로 기꺼이 희생의 제물이 되기도 한다.

아마 한 번쯤은 발에 아주 사소한 문제가 생겨 며칠 동안 걷지 못하거나 절룩거리며 걸었던 경험이 있을 것이다. 이런 경험을 하고 난 후에나 자신의 발에 대해 관심을 가지고 지켜보게 되나 사실 이도 오래가지 못한다.

하루 중 오랜 시간 동안 신발을 신고 생활하는 서구의 발 문제에 비하면 아직 우리나라는 그 발생 비율이 적지만 경제적으로 풍요로워지고 기능보다는 외적인 아름다움을 위한 신발을 신게 되면서 자신의 발에 대한 관심도 많아지고 이전에 비해 문제도 많이 발생하게 되었다.

역자가 전문의가 되고 우연한 기회에 발 문제에 관심을 가지게 된 후 진료실에서 발과 관련된 여러 가지 호소와 고충을 들으면서 명쾌하게 해결하여 뿌듯한 경우도 있지만 풀릴 듯 풀리지 않는 문제들로 인해 답답함을 느끼고 있는 것도 사실이다. 대부분의 발의 문제는 발에 있다는 스승님의 가르침에 따라 열심히 찾아보지만 아직 미숙하여 알지 못할 때는 여러 논문이나 교과서에 의존할 수밖에 없다.

대개의 경우 교과서에는 원칙적인 내용들만이 적혀 있어 실제 현장에서는 당황스러운 경우가 종종 있었는데 이 책에서는 그 가려운 부분을 긁어준다. 이 책의 부제인 '교과서에 적지 못한 진료 비결' 처럼 Inokuchi 교수는 발과 관련된 오랜 임상경험과 연구를 바탕으로 후진들에게 다정하게 이야기하듯이 글로써 실제 현장을 말하고 있다. 꼭 발과 관련된 문제뿐만이 아닌 일상적인 진료에서 의사들이 기본적으로 알고 있으면 도움이 되는 내용들도 있어 깊은 동감을 하게 되고 한편으로는 책임감도 느끼게 된다.

구미에서 발행된 책에는 기술되어 있지 않지만 문화적으로 비슷한 같은 동양권에 있어 생활습관과 관련된 치료적 접근법에서 동감할 수 있는 부분들이 있는 반면 보험제도 등의 의료 환경 차이와 저자의 진단 및 치료 방법에 있어 부분적으로 동의할 수 없는 부분이 있기도 하지만, 발 문제에 관심이 있으나 접근하는 데 두려움이 있었던 전문의와 전공의 선생님들께는 첫 길잡이로서 큰 도움이 될 것으로 생각된다.

만족스러운 번역이라고 하기에는 미흡한 점이 많지만 가능한 저자의 의도가 담긴 원문을 유지하려고 노력하였고 의사전달을 위해 어쩔 수 없는 경우에는 의역을 하였다.

마지막으로 발에 관심을 가지고 입문하도록 도와주시고 많은 가르침으로 이끌어 주신 뉴욕 Albert Einstein College of Medicine의 Dr. Dennis D. J. Kim과 Dr. Mooyeon Oh-Park께 이 기회를 빌려 감사드리며 이 책을 번역하는 데 도움을 준 김경수 차장님을 비롯한 (주)신흥메드싸이언스 출판사 관계자 여러분에게 감사를 드린다.

2011년 2월

가톨릭대학교 부천성모병원 재활의학과
박근영

역자소개 - 박근영 교수 -

- 1992년 가톨릭대학교 의과대학 졸업
- 1997년 가톨릭중앙의료원 재활의학교실 전공의 수료
- 2005년 가톨릭대학교 대학원 박사학위
- 2005년~2006년 해외연수(Albert Einstein College of Medicine, Montefiore Medical Center, NY)
- 2011년 2월 현재 가톨릭대학교 부천성모병원 재활의학과 부교수, 과장

서 문

하루의 진료가 끝나고 맥주잔을 기울이면서 선배로부터 많은 지혜를 배웠습니다. 타고난 임상의가 조금이라도 능숙하게 치료하고 싶어 하루하루 연구를 거듭해 왔습니다. 이러한 지혜나 연구를 후배에게 계승하기 위해 원고 의뢰에 모두 응해 왔습니다. 그러나 최근의 의학서는 「최소한도로, 필요한 것만, 간결하게, 요령 있게」를 모토로 하므로 느낌이나 감촉은 쓸 수 없습니다. 쓰고 싶은 것을 쓸 수 없다고 고민하며 보내고 있었는데 결국 이루게 되었습니다. 「분담집필이 아니라 하나부터 열까지 혼자 전하고 싶은 것을 쓴다」는 필자의 요구를 받아들여주는 출판사를 찾은 결과물이 이 책입니다. 그러므로 우선은 교과서를 읽어주십시오. 그 다음에 교과서에 쓸 수 없었던 선인의 지혜를 이 책으로부터 얻어가기 바랍니다.

발의 치료에는 「신발」과 「안창」을 빼놓을 수 없습니다. 그런데 실제로 어떻게 하는지는 좀처럼 교과서에는 쓸 수 없습니다. 이 책에서는 어떻게 생각해서 신발을 선택하고 어떻게 안창을 만드는지, 의사뿐만 아니라, 간호사, 장구사, 슈피터, 그리고 환자에게도 도움이 되도록 썼습니다.

또한 발의 진단은 발의 병을 알기만 한다면 어렵지는 않습니다. 반대로 모르면 X-ray를 봐도 「봐도 보이지 않는」 상태가 되어 진단이 되지 않습니다. 후반에는 일상 진찰할 때 이해하는 데 도움이 되도록 얕지만 폭넓게 족부질환을 소개했습니다.

「의사는 좋아하는 일을 하며 감사를 받고 돈까지 받을 수 있는 훌륭한 직업」이라고 시골 의사였던 아버지가 말씀하셨습니다. 같은 말을 의사가 된 아이들에게 남길 수 있는 시대는 아니지만 「진단은 어떤 미스터리 소설을 읽는 것보다 재미있다. 치료는 하나하나가 손수 만든 작품이다」라고는 말할 수 있습니다. 이 책이 오랜 전통을 가지고 있는 발 의학을 통해서 선인의 지혜를 전하는 데 도움이 되기를 바랍니다.

삽화는 조금이라도 마음 편하게 읽을 수 있도록 만화에 능숙한 동문 清水健太郎 선생님에게 부탁해 사실은 공저이지만 「나 혼자서」라고 큰소리친 이상, 이런 체제로 하게 되었습니다. 덕분에 쉽게 읽을 수 있게 된 것에 감사하게 생각하고 있습니다.

훌륭한 기획을 실현해 준 남강당(南江堂)의 篠原滿 씨, 礒前和美 씨, 矢吹省吾 씨, 쓰러질 것 같은 나를 당근과 채찍으로 지지해 준 아내 三重에게 감사드립니다.

2004년 5월

Inokuchi Suguru

차 례

part VI 부위와 질환 99

서론

1. 의외로 적은 발 전문가

평소 족관절탈구 · 골절 수술을 어려움 없이 해내고 있으면서도, 외상 이외의 발 질환을 접하게 되면 잘 대처하지 못하는 정형외과 의사가 많다. 특히 안창 등의 보장구에 대한 것은 보장구 제작사에게 맡겨버리는 경우나, 또 신발에 대한 교육을 하는 정형외과 의사 중에도 실제로는 자신의 신발을 고르는 것조차 헤매는 경우가 태반이다. 발이 아파 하이힐을 신을 수 없는 여성, 공을 차면 발이 아프지만 축구는 그만둘 수 없는 소년, 건강을 위해 조깅은 그만둘 수 없는 배 나온 중년 남성, 발이 아파 사교댄스를 출 수 없는 아주머니, 이러한 환자를 보고 당황하거나 짜증을 내고 있는 의사가 적지 않다. 평소에 발 통증이나 변형을 진료할 기회는 많지만 막상 진단하고 치료를 해야 할 때에는 의외로 알지 못하는 경우가 많다. 그러나 발에만 있는 특유한 질환은, 그것에 대해 알고만 있다면 진단은 결코 어렵지 않다. 오히려 발은 직접 눈으로 보고 만질 수 있는 부위이므로 약간의 요령만 알면 CT나 MRI를 하지 않아도 클리닉에서 쉽게 진단할 수 있다. 수술하는 것 이외에는 습포나 연고, 탄력붕대나 서포터 정도 밖에 생각하지 못했던 치료법도 병의 원인, 기전을 알면 신발과 안창 등 선택의 폭이 넓어진다. 발에도 병이 있다는 것을 알면 대부분의 발 문제는 치료할 수 있다.

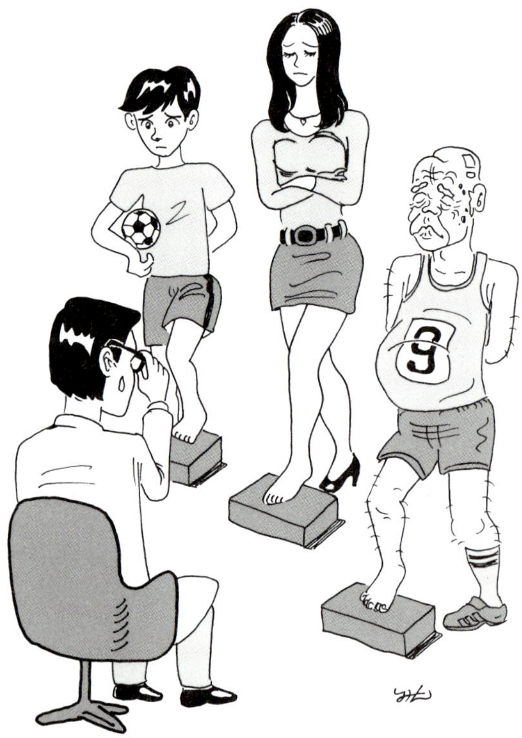

그림 1 의외로 많은 발 질환

2. 발은 만병의 근원

최근 발에 통증이나 변형 등의 문제가 있는 환자가 많아졌다. 확실히, 발이 아파서 걷는 방법이 이상해지면 무릎과 고관절, 허리까지 아파진다. 한때 '편평족인 아이는 머리가 나빠진다' 는 소문이 돌아 엄마들이 패닉 상태가 되었던 적이 있었다. 발의 변형으로 머리가

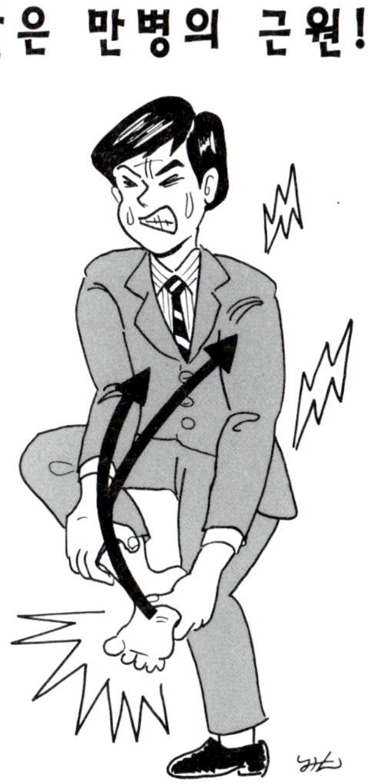

그림 2 발이 아프면 다른 곳에도 장애가 생긴다

나빠질 수는 없지만, 발의 통증이 사라지자 어깨결림이나 두통도 나았다는 환자가 있는 것은 사실이다. 그런 이유로 '발의 통증은 만병의 근원' 이라든지 '발바닥에는 체내의 경혈이 있어 모든 병의 원인이 된다', '발바닥의 경혈을 마사지하면 모든 병에 효과가 있다' 라는 이야기가 항간에 떠도는 것이다.

이런 이야기를 믿는 의사는 없을 것이다. 무지외반증(hallux valgus)이나 편평족(pes planus)이 직접 무릎이나 허리 병의 원인이 되지 않는 것도 당연하다. 그러나 신발에 작은 돌만 들어가도 잠깐 걷기도 힘들어지게 된다. 발에 통증이 있는 채로 몇 시간이나 서 있거나 발을 질질 끌면서 몇 천 보를 걸으면 몸 곳곳에 이상이 생기는 것은 당연한 일이다. 발이 아프면 운동은커녕 외출마저 귀찮아져 지방도 쌓이고 초조해져 몸과 마음의 건강을 해친다. 발에 통증 없이 일어서서 걸을 수 있는 것은 건강한 생활의 필요조건이라고 할 수 있다. 발이 만병의 근원이라는 것도 반드시 거짓말이라고는 할 수 없다.

3. 직립보행이 발 통증의 원인

그럼 왜 발이 아픈 것일까? '인간'의 정의에는 여러 가지가 있지만 '인간이란 직립이족보행을 하는 동물이다'라고 말할 수 있는 만큼, 직립보행은 인간에게 특유한 것이다. 그러나 인간이 직립보행을 시작한 것은 고작 600만 년 전의 일로, 인류의 진화 역사에서 보면 아주 최근의 일이다. 따라서 인간의 몸은 직립보행에 적응하는 진화 과정에 있으며 완성되려면 갈 길이 멀다. 확실히 인간의 종골결절(tubercle of calcaneus)은 직립보행에 적응하기 위해 후방으로 신장되어 있어 유인원에 비해 길고 견고해서 아킬레스건의 힘이 효과적으로 작용할 수 있도록 되어 있다. 발에 아치가 있는 것도 인류뿐이며 이것이 없으면 발끝으로 체중을 지지하는 것이 어렵다. 그러나 수백만 년 전까지 네 발로 걷고 있었는데 갑자기 그 절반인 2개의 발로 걷기 시작했으니 보통일이 아니다. 단순하게 생각해도 2배의 체중을 지지해야 하는 것이다. 몸이 앞으로 넘어지려고 하는 것을 앞발로 지지하는 대신 1/10의 길이도 안 되는 발끝으로 밟아 멈추어야 한다. 게다가 2개의 발로는 방심하면 넘어

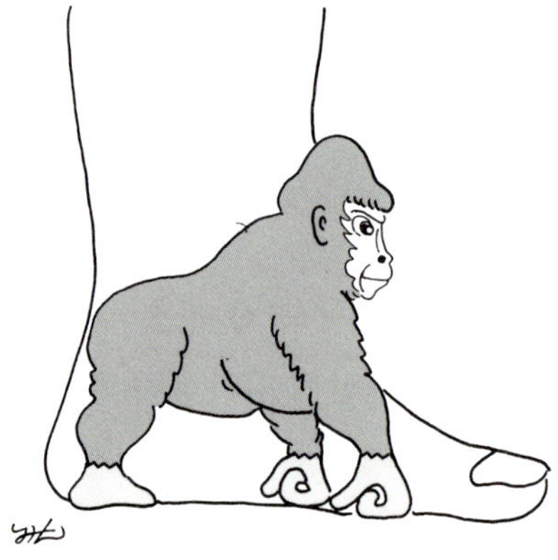

그림 3 발끝이 앞발의 역할을 대신한다

져버리므로 균형을 잡기 위해서 항상 긴장하고 있어야 한다. 외부 환경과 항상 접하고 있기 때문에 스트레스를 계속 받고 있는 것이다. 통증이나 변형을 일으키기 쉬운 것도 무리는 아니다.

4. 직립보행이 모든 악의 근원

직립보행에 적응해서 진화한 것은 발뿐만이 아니다. 네발동물의 머리와 척추, 골반은 일직선으로 수평이며 다리는 체간에 수직으로 붙어 체중을 지지하고 있다. 그러다 어느 날 두 발로 섰다. 직립하는 데 있어 발에서부터 머리까지 일직선이 된다면 서기 위해 힘이 필요하지 않다. 그러나 아직 고관절은 펴지지 않았고, 골반은 앞으로 쏠려 있고 척추는 앞뒤로 'S' 자 모양으로 구부러진 채로 있다. 기울어진 채로 있는 골반은 산도를 구부러지게 하여 난산의 원인이 되어, 술일(戌日)에 복대를 감아* 순산했던 네발동물의 시대를 그리워하고 있다. 요추의 전만은 추간판탈출증(herniation of intervertebral disc)과 골다공증의 흉요추 이행부 압박골절의 원인이 되며, 경추의 전만은 추간판탈출증과 경추증(cervical spondylosis)을 발생시키고 있다. 대후두공(greater occipital foramen)이 두개골 바로 밑에 올 때까지 진화는 완료되지 않는다.

수평 상태인 체간에 수직으로 붙어 체중을 지지하고 있던 앞발은 직립하면서 체간에 매달리게 되어 어깨는 압력(壓力)에서 장력(張力)이라는 완전히 반대인 힘에 대항하게 되었다(사십견 · 오십견). 직립에 의해 해방된 앞발은 손이 되어 물건을 잡을 때 손목관절을 배굴자세로 고정할 필요가 생겼다(테니스엘보). 고관절이 신전되었기 때문에 장요근은 폐쇄공(obturator foramen)을 통해 길어졌다(사십고 · 오십고). 따라서 발바닥의 지굴근군은 발가락을 굽히는 일은 제쳐놓고 앞으로 넘어지지 않도록 견디는 일에 전념하게 되었다(종골극 · 족저근막 부착부염). 직립이라는 익숙지 않은 일 때문에 빨리 노화되어 40세가 되어 직립보행에 의한 사십견, 테니스엘보, 사십고, 그리고 종골극(calcaneal spur)과 족저근막 부착부염이라는 일련의 질환이 새롭게 생겼다.

* 순산을 기원하는 일본 풍습

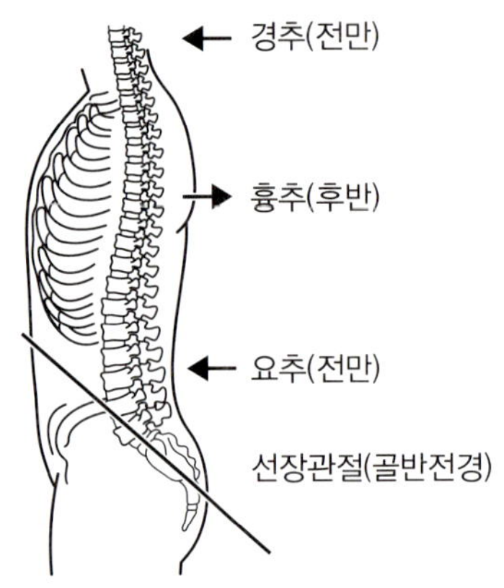

그림 4 직립하기는 하였지만…
기울어진 골반, 굽은 척추

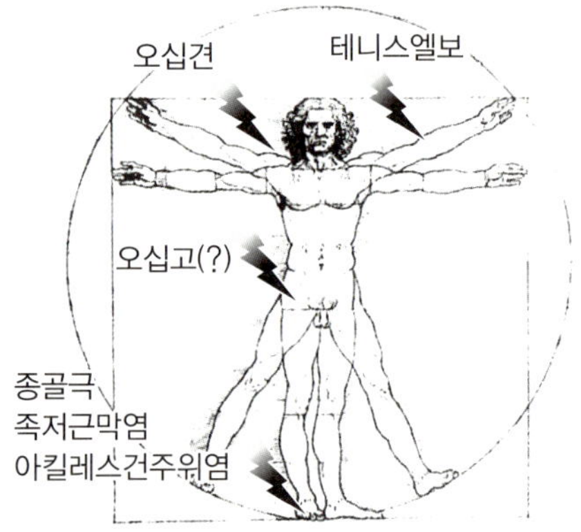

그림 5 직립보행의 적지 않은 대가

직립 때문에 발에 생긴 또 하나의 장애는 혈류이다. 심장과 발의 상하 관계는 2배 이상 나빠졌다. '가는 것은 즐겁지만 돌아오는 것은 어렵다' 는 말처럼 심장으로부터 보내진 혈액은 그냥 두어도 발에 도달하지만 돌아오는 것은 약 1 m의 높이를 중력에 저항하며 돌아와야 한다. '제2의 심장' 이라는 근육이 정맥을 반복적으로 압박하면 정맥 내에 있는 일방통행판 덕분에 중력에 거역하여 혈액이 심장으로 환류하는 구조가 있다. 그러나 하루 종일 서 있으면 신발 1사이즈만큼이나 발이 붓고 종아리는 빵빵하게 부어오른다. 이런 일을 몇십 년이나 반복하고 있으면 정맥의 판막이 완전히 지쳐 심부의 정맥이 막히게 되어 정맥류(varix)가 된다.

5. 신발도 발을 괴롭힌다

수천 년 전에 알프스의 빙하를 걷다 크레바스(빙하가 갈라져 대형 틈이 생긴 얼음)에 떨어진 여행자(Oetzi the Iceman)가 신고 있던 모카신이 현존하는 최고(最古)의 신발일 것이다. 안데스의 정상에 산 제물로 묻힌 소녀도 신발을 신고 있었다. 이와 같이 신발은 원래, 울퉁불퉁한 지면을 걸을 때 발을 보호하거나 더위와 추위로부터 발을 지키거나 하는 것이었다. 그러나 신발도 옷과 같이 실용성보다 패션을 요구하게 되어 오히려 발에 문제를 일으키는 신발이 많아지고 있다. 여성구두회사 관계자는 "발 건강에 좋은 신발을 열심히 만들어도 팔리지 않으니 장사가 되지 않습니다."라고 한다. 하루 종일 신발을 신고 있는 서양 여성만큼은 아니지만 집에 돌아갈 때에는 하이힐을 손에 들고 맨발로 걷고 싶어진다는 이야기는 종종 듣는다. 실신할 만큼 허리를 조이고 수염고래를 멸종 직전까지 내몰았던 코르셋이나, 청나라의 전족까지 인용하지 않더라도 멋부림의 대상이 된 구두는 현재 여성의 발 통증과 변형의 큰 원인이 되고 있다.

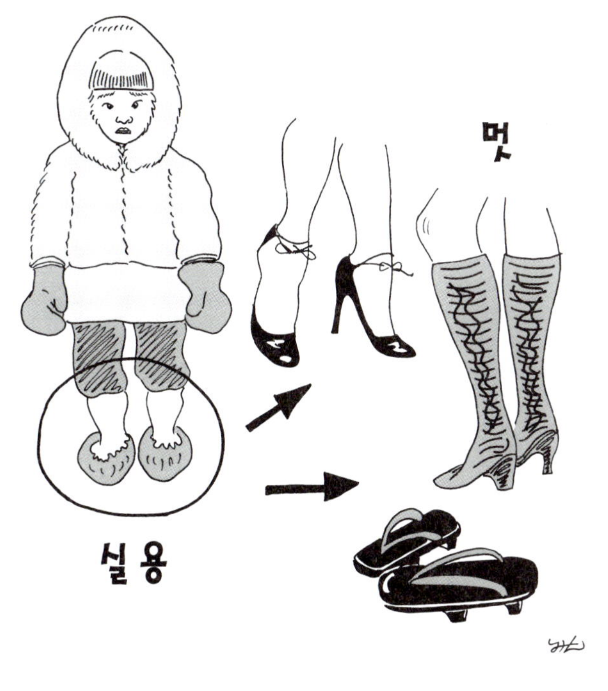

그림 6 구두의 역할 변화

6. 스포츠는 발에 나쁜가?

최근 스포츠를 즐기는 인구가 증가하여 리틀리그(little league)나 소년 축구 등 더 어릴 때부터 스포츠를 열심히 하게 되었다. 발은 대지와의 접점인데다가, 달리거나 공을 차는 원동력이므로 스포츠에서는 빼놓을 수 없다. 그 때문에 골절이나 염전 등 스포츠에 의한 외상이 많을 뿐만이 아니라 과중한 운동에 의해 성장과 기능의 장애를 일으키거나, 통증이나 염증을 일으키는 발의 질환이 발생하기 쉽다. 건강을 증진하기 위한 스포츠가 오히려 발의 통증이나 변형을 일으키는 일도 적지 않다. '수술을 하든 무엇을 하든 빨리 스포츠를 다시 하고 싶다' 고 하는 환자에게 매일 좌지우지되고 있는 것이 현실이다.

7. 발은 건강의 근원

이와 같이 많은 장애를 일으키는 발이지만 최근까지는 의학 분야에서 주목받지 못했다. 내과는 본도(本道), 외과는 외도(外道), 정형외과는 기타라고 일컬어지는데, 발은 특별히 생명과도 관계없는 하찮은 말초라고 무시되어 왔다고 할 수 있다. 의대 학생에게 발의 해부에 대해 질문하면 "해부 실습에서 보지 않았습니다."라고 대답하는 경우도 드물지 않다. "발의 병에 대해 알고 있는 대로 말해보세요."라고 젊은 선생님에게 물어보면 그 대답은 손가락으로 꼽을 정도이다. 베테랑 의사라도 실제로 환자의 발을 만지고 진찰하며 발바닥까지 보는 경우는 좀처럼 없다. 그러나 발은 '인간이 인간인 까닭인 상시 직립보행' 을 지지하는 중요한 기관이며 '움직인다' 라는 동물로서의 근간에 관련되는 기능을 지배하고 있다. '발이 약하다' 란 '체력이 떨어진다', '건강하지 않다' 와 같은 의미이므로 발의 건강을 유지하는 것은 몸 전체 건강의 기초가 된다.

part I

진료의 요령

1. 발꿈치에 생긴 돌기

종골극(calcaneus spur)은 40~50대에 많으며, 발꿈치가 아픈 질환이다. 어느 날 아침, 침대에서 내려오면 발꿈치가 아픈 것을 느끼지만 양치를 하는 동안에 나아버린다. 그러나 매일 아침 아프고 통증이 점점 강해지니 불안해져 병원을 찾게 된다. 발꿈치 내측의 한 점을 누르면 비명을 지를 정도로 아프다. 이 부위를 한 번에 찾아 누를 수 있다면 발 외과의도 제 몫을 하는 것이다. 환자가 아무것도 말하지 않았는데 "아픈 곳이 여기지요?"라고 말해서 맞으면 환자의 신뢰도 얻을 수 있다. 한 번에 맞추지 못해도 그 근처를 다시 누르며 "그럼 여기예요?"라고 말하며 누르는 것이 좋다. 보통 2, 3회 안에 맞추게 되지만 그 이상 반복하면 오히려 신뢰를 잃으므로 거기에서 멈춘다. '아무 말 하지 않아도 딱 맞추는' 고명한 점술사와 같은 모습에 감복하며 천천히 X선 사진을 찍게 한다. 촬영된 발의 측면상을 가리키면서 "자, 여기에 뼈가 돌기처럼 튀어나와 있지요?"라고 전부터 알고 있었다는 듯이 설명한다. 발꿈치가 아픈 사람 중 40세 이상이면 할 수 있는 골극일 확률이 80%이다. "이러한 돌기를 밟고 있으니까 아픈 것은 당연해요."라고 설명하고 "종골극이라는 병입니다."라고 단호하게 말하면 대부분의 환자는 명의에 대한 외경의 시선을 보낸다. 이렇게 되면 습포, 연고, 진통제부터 테이프까지, 뭐든지 효력을 나타낸다. "뼈의 병이니까 조금 오래갈 거예요.", "그래도 확실하게 치료하면 빠르면 3개월, 늦어도 3년 이내에는 반드시 치

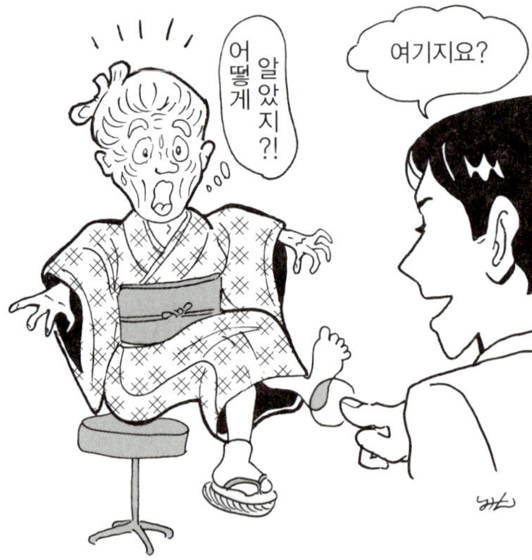

그림 1 진료의 요령
아무 말도 하지 않았는데 딱 맞춘다.

료됩니다."라고 말하고 귀가시킨다. "돌기가 원인인데 왜 걷기 시작할 때만 아픈 것입니까?" 등 정곡을 찌르는 질문은 좀처럼 하지 않으니 걱정할 필요는 없다.

실은 골극은 결과이지 원인은 아니라고 생각되고 있다. 그러나 환자에게도 의사에게도 좋은, 이러한 선의의 거짓말 정도는 용서될 것이다.

2. 명의와 서툰 의사의 차이

병을 치료한다고 해도 의사가 아닌 환자의 몸이 치료되는 것이므로 의사가 관여할 수 있는 부분은 매우 적다. 그러나 같은 통증이라도 이유를 알고 언제 발생되는지, 어떤 때에 발생되는지 예상할 수 있고 앞으로 어떻게 될 것인지를 알 수 있으면 훨씬 수월해진다. 그러므로 지금까지의 경과와 증상으로 장래를 간파하는 것이 치료의 큰 부분을 차지한다. 믿음을 얻기 위해 정보로부터 하나의 질환을 가정하고 '그렇다면 이렇게 될 것이다' 라는 사실을, 환자가 말하기 전에 알아차리는 것도 중요한 치료의 기술이다. 그러기 위해서는 진찰의 기술과 질환의 지식을 몸에 익히고 정확한 추론을 하는 훈련이 필요하다. 전혀 전망을 하지 못하는, 단지 기술뿐인 의사가 되어서는 안 된다.

발과는 관계없는 여담

손에 관한 이야기이다. 송년회 시즌이 되면 근위부 요골신경 환자가 증가한다. 토요일 아침 일어나 보니 오른손에 힘이 들어가지 않는다. 통증은 별로 없기 때문에 참고 있었지만 월요일 아침이 되어도 낫지 않아 불안해하며 병원을 찾는다. "손에 힘이 들어가지 않습니다."라는 호소를 듣고 손목 배굴이 약한 것을 확인한다. "송년회에서 술을 마시고 취했었죠?", "그래도 지하철을 타고 귀가했지요?", "운 좋게 앉을 수 있었지요? 문 바로 옆에.", "내릴 때 주머니에서 교통카드를 꺼내기 어려웠지요?"라고 질문하면 '예', '예', '예' 라고 대답하며 신기하다는 듯한 얼굴을 한다. 이상한 기분이 드는 것은 당연할 것이다.

이것은 압박에 의한 부전마비이며 보통 때라면 아파서 자세를 바꾸기 때문에 술에 취한 상태에서 발생하는 경우가 많다. 현재는 개선되었지만 지하철 문 옆 자리의 가로로 된 봉이 정확히 상완골의 외측에서 요골신경이 돌아 들어가는 높이에 있었던 시대가 있었다. 경도의 요골신경마비는 알아차리기 힘들지만, 손목이 고정되지 않고 주머니에 손을 넣기 어렵다. 경도의 알코올성 간장애는 신경이 쉽게 손상되는 원인이 된다. 이러한 것을 알고 있으면 이야기를 만들어내는 것은 간단하다.

다음에 내막을 공개하면 '그럴 줄 알았다' 하겠지만 일단 환자의 신뢰는 점점 높아진다. 그러면 특별한 치료법이 없는 요골신경 부전마비에서도 "빠르면 3주, 늦어도 3개월 정도면 상당히 좋아져요."라는 믿음직스럽지 못한 설명만으로도 안심하게 된다.

part II

발의 진찰 방법(1)

1. 발 병변을 분류하는 방법

질환을 분류하는 방법은 많지만, 우선 통증이나 변형 등 주요 증상 호소 부위를 중심으로 나누어 본다. 대부분의 환자는 '여기가 아프다', '저기에 변형이 있다' 고 호소하며 내원하기 때문에 진단을 시작하는 데 도움이 된다. 다음으로 발(하퇴부를 포함)에 직접적인 원인이 있는지 없는 지로 나누어 본다. 발에 원인이 없는 질환은 발에 질환을 일으키는 메커니즘에 따라 크게 신경계, 순환기계, 기타로 구분할 수 있다. 발에 원인이 있는 질환은 류마티스 관절염이나 통풍 등 전신질환의 국소적 증상과 발에만 원인이 있는 질환으로 나누어진다. '발이 아프다' 는 말을 들으면 발에만 집중하기 쉽지만 원인이 발이 아닌 경우도 적지 않다. 또한 다른 많은 질환에서 발의 장애가 간과되고 있는 것도 사실이다. 최종적으로는 원인이 기질적인 것인지 기능적인 것인지, 주로 어떤 기관에 원인이 있는지 그리고 무엇이 일어나고 있는지를 진단하는 것이 치료로 이어지는 것이다.

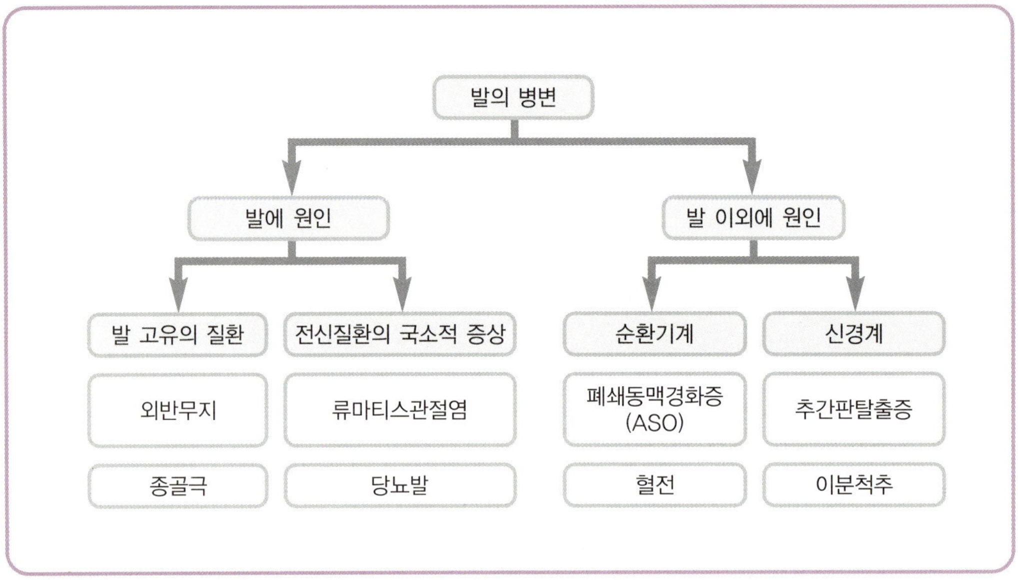

그림 1 원인에 따른 발 병변의 분류

2. 진단으로 가는 길

a. 「어디가 아프십니까?」

발 클리닉에서는 이러한 질문으로 진찰이 시작된다. 진단 요령은 환자의 '증상 호소'를 듣고 곧바로 질환을 좁히는 것이다. 다음에 그 질환을 확인하기 위해서는 무엇을 묻는 것이 좋을지를 생각한다. 여기서 자신이 생각한 질환이면 어떤 대답이 되돌아 올 것인지를 생각해 실제 환자의 대답과 맞추어 본다. 예상대로의 대답이면 생각한 질환이 옳았다고 생각하고 진찰을 계속한다. 예상과 다른 대답이 돌아오면 지금까지의 정보와 새로운 대답에 모순이 없는 새로운 질환을 다시 생각한다. 그리고 이것을 재빠르게 반복한다. 이것을 어떻게 능률적으로 해내 신속하게 올바른 진단에 도달하는가에 의해 명의와 돌팔이로 나뉘어지게 된다. 문진이 끝날 때까지 진단이 머리에 떠오르지 않는다면 유능한 의사라고는 할 수 없다. X선 사진을 찍고 나서 진단을 생각해서는 명의라고 할 수 없다.

b. 통증은 진단의 시작

"어디가 아프십니까?"

평소대로 진찰이 시작된다.

"엄지발가락이 아픕니다."

젊은 여성이 의자에 앉으면서 대답한다.

"엄지발가락 어디입니까?"

"밑동의 안쪽이요. 엄지발가락이 구부러져 있어 신발을 신으면 닿습니다."

"언제쯤부터입니까?"

"신발을 신으면 아픈 것은 몇 년 전부터입니다. 그러나 최근에는 아파서 신발을 신을 수 없을 정도입니다. 엄지발가락도 구부러졌고……."

"자, 볼까요?"

이것이 무지외반증(hallux valgus) 초진 환자와의 매우 일상적인 대화이다.

발 진단의 시작은 통증이다. 어디가 아픈지를 들으면 바로 어떤 질환인지 떠올려야 한다. "어디가 아프십니까?"라고 물었을 때 '여기도 아프고 저기도 아프다'라는 답변을 들으면 진단을 내릴 수 없어 곤란하다. "어디가 제일 아픕니까?"라고 물어 우선 그것을 중심으로 생각한다. '발 전체가 아프다'거나 '발가락 끝 전부가 아프다'고 하는 경우에는 따로따로가 아닌 한 그것도 하나의 부위로 생각한다. 여러 가지 증상을 호소하는 경우, 우선 하나의 질환에 의해 일어나고 있다고 가정하고 그것이 아님이 밝혀지기 전에는 다른 질환을 생각하지 않는다는 Rudolf Virchow(1821~1902) 이래의 서양의학의 원칙은 발에도 적용된다.

c. 환자에게 말을 건네기 전에

주요 증상을 묻는 것이 진찰의 시작이라고 말했지만, 실은 진찰은 환자를 만나기 전부터 시작되고 있다. 우선은 진료기록카드를 보고, "○○○씨, 진찰실로 들어오세요."라고 하면서 이름과 연령, 성별, 직업, 직장, 보험, 주요 증상, 전화번호 등을 쭉 훑어보고, 환자의 배경을 이해한다. 발 클리닉에서는 환자가 들어오는 순간이 중요하므로 말을 걸기 전에 자세나 걷는 방법을 관찰한다. 환자가 의사를 의식하기 전이 중요한데 이때가 자연스러운 보행 상태를 볼 수 있는 마지막 기회이다. 물론, 평범하게 걸어오는지, 발을 질질 끄는지, 지팡이를 짚고 있는지, 보호자의 어깨에 기대어 오는지, 휠체어인지 등은 중요한 사항이다. 환자는 악의가 없어도 증상을 과도하게 말하는 경향이 있어서 의사를 의식한 순간 걷는 방법까지 바뀌는 경우가 적지 않다. "아파서 걸을 수 없어서요."라고 하며 들어오는 환자가 모두 휠체어로 오는 것은 아니다. 환자에게 있어서 '걸을 수 없을 정도로 아프다'는 것과 '아파서 걸을 수 없다'는 것은 동의어이다. 오감 모두를 동원해 정보를 수집하는 진검승부를 할 때이다.

3. 연령과 발의 질환

연령에 따라 많은 질환, 적은 질환이 있으므로 우선 질환을 머리에 떠올리는 데 있어 연령은 중요한 포인트이다. 초진 시의 연령에서 외상 이외의 특징적인 질환을 아래에 정리하였다.

초진 시의 연령과 발의 질환

영아

선천성 질환(내반족, 내전족, 수직거골)
기형(다지증, 합지증, 분열족)
첫 보행의 지연(뇌성마비, 이분척추)

유아

보행장애(뇌성마비, 이분척추, 첨족, 다리길이 차이)
가벼운 과용(성장통, 심인성, 놀이, 스포츠)
가벼운 기형(Curly 변형, 지절유합증)

초등학생

골단증(Sever 병, Köhler 병)
중등도의 과용 + 가벼운 보행장애

중학생

통증을 동반한 부주상골
소아 무지외반증
선천성 족근골융합
과용(축구, 야구)(가벼운 장애와 체육 수업)

고등학생

조갑감입
Freiberg 병
통증을 동반한 부주상골
소아 무지외반증
과용(각종 스포츠)(피로골절)

대학생

무지외반증, 과용(각종 스포츠)(피로골절)

20~30대

무지외반증, 소지내반증, 망치 족지

40~50대

무지외반증, 소지내반증, 망치 족지
종골극, 중족골통증, Morton 신경종
아킬레스건 주위염
강직무지, 변형성 Lisfranc 관절증, 족관절 변형성 관절증

60대 이후

무지외반증, 소지내반증, 망치 족지
개장족, 중족골통증, Morton 신경종
변형성 Lisfranc 관절증, 족관절 변형성 관절증
외반편평족, 후경골근건기능부전증
조갑감입, 말초순환장애, 말초신경염, 당뇨발

4. 성별과 발의 질환

발의 질환은 여성에게 압도적으로 많다. 젊은 여성에서는 하이힐 등 구두에 의한 장애, 중장년 여성에서는 아치의 저하를 수반하는 변형이 있다. 여성은 근력이 약하며, 관절의 유연성, 호르몬의 영향 등 여러 가지 원인이 언급되고 있지만 직립보행에 대한 적응성이 남성보다 뒤떨어진다고 생각하기는 어렵다.

성별과 발의 질환

여성에게 많은 질환

무지외반증, 소지내반증, 망치 족지, 개장족, 중족골통증, 통증을 동반한 족저부 굳은살, Freiberg 병, 외반편평족, 후경골근건기능부전증, 류마티스 관절염

남성에게 많은 질환

종골극, 족저근막염, 아킬레스건주위염, 통풍

5. 직업과 발의 질환

직업력에서 주의해야 하는 것은 신발과의 관계이다. 하이힐을 오래 신거나, 장시간 서 있어야만 하는 백화점 직원, 스튜어디스 등의 직업에서는 구두에 의한 장애, 무지외반증이나 소지내반증, 망치족지, pump bump, 아킬레스건주위염 등이 많다.

6. 문진의 방법

주요 증상뿐 아니라 연령, 성별, 학생이나 주부를 포함한 직업 등 환자의 속성은 최초에 머리에 떠오르는 질환을 결정하는 데 있어 중요하다. 주요 증상은 '환자가 겪고 있는 가장 큰 문제'를 가리키는데, 실제로 묻는 경우에는 그와 동반하여 통증이나 변형, 발증 시의 상황, 원인이나 동기로 생각되는 사항 등 많은 정보를 얻을 수 있다. 따라서 통증의 부위, 외상의 유무, 급성인지 만성인지, 원인 · 동기, 동반되는 변형 등의 증상과 함께 연령, 성별, 직업에 의한 발생 빈도를 생각해 질환을 가정한다. 예를 들면 '무지밑동 관절 내측의 통증, 굽어 있음', '신발을 신으면 아픔', '젊은 여성', '사무직 여성' 등의 키워드로부터 무지외반증(hallux valgus)을 생각할 수 있다. 따라서 하이힐을 잘 신는지 하이힐을 신기 전인 10대에는 증상이 없었는지, 모친이나 조모에게 무지외반증이 없는지 등을 물어 그 이후의 문진을 좁혀간다.

a. 우선 질환을 머리에 떠올린다

'연령 → 성별 → 직업 → 주소 → 현병력 → 기왕력 → 가족력'이라는 것은 의사라면 반드시 배운 문진의 순서이다. 실제로 결과에 도달하기 전에 가설(생각되는 질환)을 하나로 좁혀두지 않으면 안 된다. 장애의 내용(상해, 변형, 운동장애 등)을 알고, 상처 등의 원인 · 계기를 듣고 연령과 성별, 직업을 생각하여 질환의 빈도 순으로 우선 하나의 질환을 머리에 그리는 것이 중요하다. 그 이후는 그 질환의 진단에 필요하고 유용한 정보로 좁혀 문진하여 결과에 도달해 간다.

b. 진단은 실험과 같다

진단은 실험을 하고 과학논문을 쓰는 것과 같다. 가설을 세우고 관찰 결과로부터 가설을 증명하고 채택하거나 기각한다. 단시간에 비용을 들이지 않고 올바른 결론에 도달하려면 가설을 세우고 증명하는 과정의 반복을 가능한 한 줄여야 한다. 그 과정에 필요한 인력, 시간, 비용 등의 자원도 가능한 한 적은 편이 좋다. 예리한 가설과 간결한 증명, 이것이 진단의 비법이다. 매뉴얼대로 기계적으로 가능성을 샅샅이 찾아보는 것은 시간이 아무리 많아도 부족하다.

c. 우선 필요한 것부터 한다

의대 학생은 반드시 정확하게 환자의 과거력, 가족력 등을 모두 파악하도록 배우고 있다. 그러나 실제의 진료에서는 불필요한 정보는 소용없을 뿐 아니라 유해하다고까지 할 수 있다. 약물 알레르기 과거력도 투약이나 주사를 하는 단계에 이르러 구체적으로 묻는 것이 좋다. 계단에서 굴러 떨어져 다리를 삔 환자에게 수술을 받은 적이 있는지, 가족 중에 암으로 죽은 환자가 있는지 등을 물어볼 필요는 없다. 그러나 걸으면 발끝이 마비되고 아픈 노년의 남성 환자에게는 고지혈증의 치료력이나 흡연력이 중요하다. 정보는 넓게 얻으려고 하면 얕아지므로, 간단하게 알 수 있는, 그때그때 필요한 정보를 목표로 하여 좁혀 묻는 것이 포인트이다.

발 질환은 통증이나 변형, 장애의 부위와 상태로 쉽게 진단할 수 있으므로 처음부터 목표를 좁히는 것이 좋다. 빠뜨리는 것을 막기 위해서는 많은 정보를 얻는 것이 좋지만 시간적 효율을 생각하면 정해진 시간에 많은 환자를 진찰하기 위해 빈도가 높고 그럴듯한 질환으로 목표를 좁혀 진찰하고, 그렇게 해서 절약한 시간에 여유를 갖고 다른 환자에게 대처하는 것이 오진이 적다.

d. 잊어서는 안 되는 질환도 있다

그러나 드문 질환이라도 염두에 두고 있으면 진단이 되고 모르면 진단이 되지 않아 '알아 두어야 할', '잊어버리면 안 되는' 질환(다음 페이지 참조)도 있다. 이러한 질환은 의심해야 할 키워드를 기억해 두고 그에 따라 사고 경로를 점프하여 진단을 빠르게 하여 오진을 막는다. 또 외상이나 종양, 전신질환의 국소 증상 등에는 드물지만 간과해서는 안 되는 질환이 있어 빈도로는 가늠할 수 없는 부분도 있다. 어쨌든 목표를 좁히는 경험과 감, 걸리는 시간이나 비용과 진단의 정밀도와의 균형 감각이 임상의에 있어 가장 중요하다고 할 수 있다.

e. 머리에 떠오르는 질환 −예를 들어 엄지발가락이 아픈 경우−

엄지발가락이 아픈 질환에는 '무지외반증' 외에 '강직무지', '종자골장애'가 있다. 무지중족지관절(metatarsophalangeal joint)이 아픈 질환으로서는 '통풍'을 잊어서는 안 되며 '류마티스 관절염'도 있다. 당뇨발이나 죽상동맥경화증(atheros clerosis)은 엄지발가락의 궤양이나 괴사가 되기 전에 통증, 위화감, 냉감과 함께, 종창, 위축 등 많은 증상을 나타낸다. 무지외반증에 의한 발가락 신경의 포착신경병증(entrapment neuropathy)에서는 무지 내측에, 심비골신경의 포착신경병증인 전방족근관증후군에서는 무지외측의 제1지간 위에 통증이나 마비가 있다. '조갑감입(ingrowing nail)'은 보면 바로 알 수 있는 흔한 질환이다. 발톱 무좀인 '조갑백선(tinea unguium)'은 가렵지도 아프지도 않지만, 발톱이 두껍고 중층화해 변형된다. '조갑하외골증(subungual exostosis)'은 발톱의 변형과 통증의 원인이 된다. 마비나 경직에 의한 지간(IP)관절의 굴곡구축이 있으면 무지 끝에 통증을 동반하는 '굳은살'이나 '티눈'이 생긴다. 혈관종인 'glomus 종창'은 특유한 통증이 수반된다. 무지IP관절 주위의 '점액낭종(mucocele)'이나 '결절종(ganglion)'은 적출해도 재발하기 쉽다. 미식축구에 많은 'turf toe'는 무지MTP관절 과신전손상의 속칭인데, 스포츠 선수의 외상에서는 잊어서는 안 된다. 러너에게는 드물지만 근위지골 기저부의 '피로골절(fatigue fracture)'도 있다. 무지는 소지에 이어 다치는 경우가 많다. '타박'이나 '염좌'와 함께 '조갑박리(onycholysis)'나 '조갑하혈종(subungual hematoma)' 등 발톱의 트러블이 많다. 골절은 많지만 의사에게 올 때까지 어긋나 있는 '탈구'는 의외로 드물며 종자골이나 힘줄이 함입되어 있다.

자주 볼 수 있는 발의 질환

전족부

무지 : 무지외반증, 종자골장애, 조갑감입

무지 이외 : 중족골통증, 소지내반증, 개장족, 망치 족지, 선천성 지절유합증, 제5지 지골골절

중족부

통증을 동반한 부주상골, 족저근막염, 제5중족골 기저부 골절, 이분인대손상

후족부 · 족관절

종골극, 아킬레스건주위염, 족관절 외측인대손상, 아킬레스건파열, 족관절 탈구골절

하퇴부

근막열상, 정맥류

전체

류마티스 관절염, 통풍, 당뇨발, 죽상동맥경화증

알아두어야 할 발의 질환

전족부

강직무지, Freiberg 병, Morton 신경종, Curly 변형

중족부

중족골 피로골절, Jones 골절, 족관절 변형성 관절증, 전방족근관증후군, Lisfranc 인대손상

후족부 · 족관절

족근관증후군, 후경골근건기능부전증, 선천성 족근골융합, 뒤꿈치 지방체 위축, 거골활차골연골병변, 족관절 변형성 관절증, 삼각골증후군, 비골근건 탈구

하퇴부

구획증후군

전체

골수염, RSD(반사성 교감신경성 이영양증), Sudeck 골위축증

무지에만도 이렇게 많은 질환과 외상이 있는데, 있다는 것만 알고 있으면 듣고 보고 만져보고 움직이면 거의 진단이 되어 버린다. X선 사진만 있으면 해결되는 것이 발 클리닉의 묘미라고도 할 수 있다.

f. 아무 말 없이 앉기만 하면 딱 맞춘다

발뿐만 아니라 모든 진찰은 환자가 진료실에 들어오는 순간부터 시작된다. 우선 걸어 들어오면 보행 불능은 아니라는 것에 안심할 수 있다. 파킨슨병인지 편마비, 뇌성마비(CP)인지 이분척추인지 대략적인 것을 알 수 있다. 지팡이, 목발, 휠체어, 이것이 자신의 것인지 대여한 것인지, 낡았는지 새것인지로, 급성인지 만성인지도 구별할 수 있다. 그리고 신발을 보고 환자의 발에 대한 관심도부터 생각까지 상상할 수 있다. 환자에게 신뢰를 잃지 않도록 잘 관찰해야 한다.

g. 아픈 부위

아픈 부위를 묻는 것은 의외로 어렵다. 환자가 아이가 아니어도 "다리가 아파요."라는 말

을 듣고 "그럼 구두와 양말을 벗어 보세요."라고 하면 "아니, 아픈 곳은 여기입니다."라며 무릎을 가리키는 경우가 적지 않다. "다리의 어디가 아픕니까?" 라고 물으면 '발끝', '발꿈치', '발바닥' 등 다양한 대답이 되돌아온다. 발질환의 특징은 아픈 부위에 따라서 질환을 진단할 수 있을 정도로 통증과 강하게 관련되어 있다는 것이다. 그러나 그럴수록 통증의 부위, 정도, 성질, 원인 등 자세하게 물어보지 않으면 안 된다.

h. 확실치 않은 통증

'발꿈치 안쪽의 앞쪽이 아프다' 와 같이 분명한 대답을 들을 수 없는 경우도 있다. "손가락으로 가리켜보세요."라고 말한 후, 검지로 한 점을 가리키고 움직이지 않는다면 부위의 이름을 모르는 것 뿐이다. 손가락끝을 빙빙 돌리거나 손 전체로 가리키는 경우에는 대단한 통증이 아니거나 현재는 통증이 사라졌거나 부위를 알 수 없는 성질의 통증이다. 분명히 통증이 있는데 "한 손가락으로 가리켜보세요."라고 했을 때 가리킬 수 없는 통증은 그 자체가 진단의 열쇠가 된다.

i.「언제부터 아프셨어요?」

상처라면 똑 부러지는 대답이 되돌아오지만, 병의 경우에는 그냥 '예전부터' 라고 대답하는 일이 많다. 언제부터 아픈지는 질환이 급성인지 만성인지를 알 수 있는 것과 동시에, 질환의 어느 단계를 진찰하고 있는지를 아는 데 중요하다. 같은 질환에서도 시기에 따라 증상이 다양해서 '시간이 최선의 명의' 라고 일컬어지고 있듯이, 늦게 진찰하면 진찰할수록 증상도 다 나오게 되어 진단은 쉬워진다. 어떠한 질환을 어느 시기에 진찰하고 있는지를 아는 것은 중요하다.

j. 통증을 묻는 방법

"언제부터 아팠습니까?"라고 물으면 "오래 전부터입니다."라든가 "저도 모르는 사이에 아파졌습니다."라고 대답해 곤란할 경우가 있다. "10년 전부터입니까?"라고 극단적으로 질문하면 "그렇게 한참 전은 아닙니다. 2, 3년 전부터입니다."라는 구체적인 대답이 되돌아온다. 그래도 안 되면 "3일 전?", "3주일 전?", "3개월 전?", "3년 전?"이라고 대답할 때까지 묻는다. 대체로 끝까지 말하기 전에 반응이 있으며, 만약 없다면 기억나지 않거나 증상이 완화와 악화를 반복하고 있거나 하는 경우인데, 결국 이 모든 것이 정보이다. 아프기 시작하고 3일째 정도의 조기에 진찰하는 것은 급성 질환으로 통증이 심하거나, 갑자기 아프게 된 환자가 많다. 3주일 정도인 경우는 아급성 질환으로 통증이 개선되지 않는 환자가 많다. 이 정도까지는 외상에 의한 통증이 많고 그 이후는 질환에 의한 것이 많은데, 3개월에서는 만성 질환, 3년에서는 후유증을 우선 생각한다.

k.「왜 오늘 오셨습니까?」

전부터 아팠는데 왜 오늘 병원에 온 것인지도 중요하다. '3년 전부터 아팠는데 3일 전부터 갑자기 통증이 심해졌다' 든지 '잠깐 좋아졌다가 갑자기 다시 나빠졌다' 고 한다면 급성 악화이다. 특히 통증 상태에 변화는 없지만 '시간이 생겨서', '한가해져서', '오래 지속되어 불안해서' 라면 만성기가 틀림없다. 어느 쪽이든 시간에 의한 경과와 통증의 개선과 악화는 진단을 내리는 데 중요한 판단 근거가 된다.

l.「일을 쉬었던 적이 있습니까?」

"같은 통증으로 진찰을 받거나 일을 쉬었던 적이 있습니까?" 라고 물으면 치료력과 요양력도 알 수 있다. 동시에 회사나 학교를 쉬었던 적이 없고, 진찰받았던 적이 없으면 '아파서 걸을 수 없다' 고 해도 그 정도의 통증이라고 판단할 수 있다. 반대로 이상할 정도로 오래 쉬었다면, RSD(반사성 교감신경성 이영양증)나 심신증, 보상욕구의 심인성 질환에 의한 꾀병까지를 염두에 넣어 둔다. 진찰받으러 병원에 올 때까지의 기간은 증상 발생 시 증상의 정도를 나타낸다.

m. 이전 의사의 귀중한 정보

이전 의사의 진단 치료는 매우 중요하다. 이전 의사에 대해 끈질기게 물으면 "이제 그 전 선생님에게는 진찰받지 않을테니 신경쓰지 않으셔도 될텐데요." 라고 변명하는 경우가 있다. 좋게 말하면 다른 의사의 의견, 나쁘게 말하면 이전 의사와 비교되고 있었다는 것을 알게 된다. 특별히 지조를 지켜주기를 원하는 것이 아니라 이전의 증상, 소견, X선 사진을 포함한 모든 검사를 지금 할 수 없기 때문에 중요한 것이라고 설명하면 환자도 받아들이게 된다. 특히, 수술을 하거나 석고붕대고정을 하거나 했을 때에는 가능하면 이전 의사로부터의 소견서로 직접적인 정보를 얻고 싶어진다. 마찬가지로 보장구나 구두로 치료하고 있을 때는 쓸데없는 치료를 반복하지 않기 위해서라도 중요하다.

n. 「짐작이 가는 것은 무엇입니까?」

"어떻게 하면 통증이 생깁니까?", "어떠한 계기가 있었습니까?"라고 물으면 질환의 원인을 추정할 수 있는 힌트를 얻을 수 있다. '굴렀다', '삐었다', '부딪쳤다'는 대답이 있으면 우선은 외상을 생각한다. 외상을 계기로 통풍의 발작을 일으키는 일도 자주 있으므로 간과되어서는 안 되지만 통증을 설명할 수 있는 외상이 있었는지 여부는 중요하다. 스포츠나 여행 후라면 너무 오래 걸어서, 신발을 바꾼 후라면 신발의 문제라고 진단에 도움이 된다. 갑자기 아파졌는지, 서서히 아파졌는지, 어떤 일이 있고 나서 바로 아파졌는지, 약간 경과한 후 아파졌는지 등도 원인과 질환의 관련성 진단에 도움이 된다.

시간은 명의

'시간은 최선의 명의'라는 유명한 말이 있다. 때로는 새롭게 찍은 X선 사진을 보고 '이런 골절을 놓치다니'라고 투덜거리는 경우가 있다.

이전 의사의 진단을 비판하게 되지만 두 가지 점에 주의해야 한다. 우선은 시간이 경과되면 증상이나 징후가 확실해진다. 골절선은 골흡수 관계 때문에 3주일 정도에 가장 명료해진다. 또한 시간 그 자체가 진단해 주는 일도 많다. 단순한 타박이라고 진단했다가도 3주일간 아파하고 있으면 누구라도 골절을 의심하고 다시 보게 된다. 기침이 있을 때에는 이것이 폐암 초기의 기침인지 아니면 배기가스나 담배 때문인지 아무도 모른다. 그러나 그 환자가 3년이 지나도 건강하다면 폐암일 수 없다.

이와 같이 나중에 진찰한 의사가 유리한 입장이므로 그것을 분별했다고 해서 굳이 이전 의사를 그 자리에서 비판해도 되는 것인지에 대해서는 신중하게 생각해야 한다. 쓸데없는 트러블의 대부분이, 후에 진찰한 의사가 조심성 없이 이전 의사에 대해 비판하는 데에서 비롯되었다는 사실을 잊어서는 안 된다.

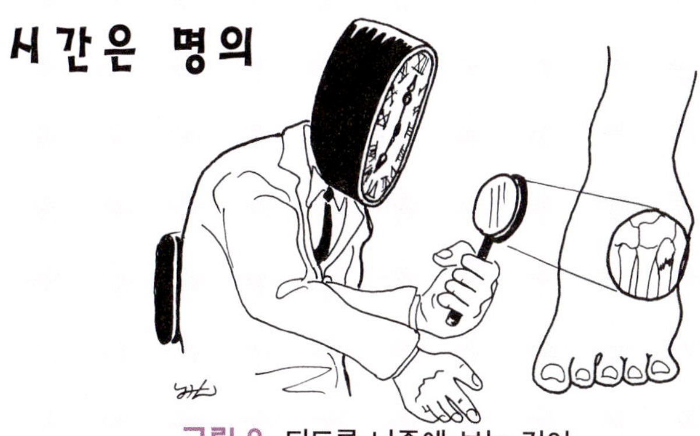

그림 2 되도록 나중에 보는 것이...

통증 문진

Q : 어디가 아프십니까?
A : 엄지발가락 · 엄지 이외의 발가락 · 발바닥 · 발꿈치 · 발목 · (발의) 외측 · (발의) 내측

Q : 언제부터 아팠습니까?
A : 3일 · 3주일 · 3개월 · 3년 전부터

Q : 무언가(원인으로서) 떠오르는 것이 있습니까?
A : 없음 · 다쳤음 · 스포츠, 일, 여행 · ○○과잉 · 신발

Q : 어떻게 하면 아픕니까?
A : 가만히 있어도 · 누르면 · 움직이면 · 서면 · 걸으면 · 달리면 · 차면 · 신발을 신으면 · ○○하면

Q : 지금까지 치료를 했습니까?
A : 하지 않음 · 다른 의사에게 치료 받음 · 침구 · 마사지 · 습포 · 보장구

Q : 같은 통증으로 의사에게 진료를 받거나 쉬거나 했던 적이 있습니까?
A : 없음 · 있음, 언제, 어디에, 기간, ○○이라고 들었었다.

o.「어떻게 하면 아픕니까?」

"어떻게 하면 아픕니까?" 또는 "어떤 때에 아픕니까?"라고 묻는다. 자발통, 압통, 운동통의 구별은 중요하다. 체중부하, 보행, 스포츠, 맨발, 신발을 신고 계단을 내려갈 때, 아침에 침대에서 내려오자마자 즉시 등 다양한 경우가 있는데 각각 진단 시에 중요한 근거를 제공한다. 좀 더 구체적으로 '신발에 엄지발가락의 밑동이 닿으면 아프다' 라든지 '걷고 있을 때 엄지발가락의 밑동이 구부러지면 아프다' 등 그것만으로 진단이 되는 대답이 되돌아오는 경우도 있다.

p. 환자의 과거력, 스포츠력, 직업력, 가족력

환자의 과거력, 스포츠력, 직업력이나 가족력을 물을 때에도 문진으로 얻은 진단을 항상 머리에 두고 필요 충분한 정보를 재빠르게 얻는 것이 중요하다. 증상과 진단과 과거력에 많은 질환, 특히 전신 질환(박스 참조)을 연결하여 목표를 좁혀가며 물어간다. “병이 있었던 적이 있습니까?” 등 막연한 질문을 하는 것은 어리석은 일이다. 과도한 사용이 원인이 되는 질환에서는 스포츠력(박스 참조)과 직업력이 중요하며 이 조합을 알고 있으면 진단은 쉬워진다.

발과 전신

발과 관련된 부상이나 병의 과거력은 당연시해도 묻는 것을 잊어서는 안 되는 전신 질환이 있다. 이것을 발의 증상과 조합해서 기억해 둔다.

관절의 종창과 통증 : 류마티스 관절염
무지MTP관절의 종창과 통증 : 통풍, 고요산혈증
편측성 발 저림, 편측성 외반무지 : 대상포진, 전방전위증, 편마비, 죽상동맥경화증 (ASO)
양측성 발 저림 : 당뇨병, 말초신경염
발의 궤양 : 당뇨병, ASO

발과 스포츠

스포츠에 관해서는 과거 및 현재의 스포츠 활동, 기간, 정도, 프로인지 아마추어인지 등을 반드시 물어보아야 한다.

삼각골증후군 : 발레, 축구
종자골장애 : 런닝, 허들, 검도
통증을 동반한 부주상골 : 런닝
행군골절, Joes 골절 : 런닝
아킬레스건 주위염 : 런닝, 검도
무지강직증 : 검도, 탭댄스, 플라멩고

가족력이 선천 기형이나 선천성 질환에 중요한 것은 당연하며 무지외반증이나 소지내반증 등 일단 선천 기형은 아닌 질환에서도 유전 경향이 있는 질환이 있으므로 같은 장애가 가족에게 있는지 아닌지를 물어볼 필요가 있다. 여기에는 골격 등의 유사성을 통해 유전 경향을 파악하는 것과 하이힐을 신는지 등의 생활 습관을 통한 것이 있다.

part III

발의 진찰 방법(2)

1. 발의 진찰 요령

발의 진찰 요령은 '발바닥까지 보는 것' 이다. 발바닥은 땅과 접해 실제 활동을 하는 얼굴이다. 보지 않고는 발을 진찰할 수 없지만 발을 보는 것은 의외로 어렵다. 발바닥을 보기 위해서는 환자가 발을 높이 올려 주거나, 의사가 털썩 주저앉아서 볼 수밖에 없다. 발을 올리면 뒤로 넘어갈 수 있고 쪼그리고 있으면 허리가 아파진다. 자신의 발바닥을 보려면 고관절을 외회전 · 외전굴곡, 즉 책상다리를 해야 하지만 상당히 힘들다. 몇 년 전에 고관절이 아파 이 자세를 취할 수 없었던 적이 있다. 고관절 전문가인 동료에게 물었더니 오십견과 유사한 '오십고' 라고 일컫는다고 한다. 게다가 이 자세를 취했다고 해도 발바닥은 환자 쪽을 향하고 있어 의사에게는 잘 안 보인다. "손바닥을 보여 주세요." 라고 말하면 곧바로 볼 수 있는 손과는 완전히 다르다. 손바닥을 뒤집는 것은 간단해도 발바닥은 그렇게는 되지 않는다.

a.「침대에 걸터 앉아 의자에 발을 편하게 뻗어 주세요」

진찰은 의사와 환자 모두 편한 자세로 할 필요가 있다. 발을 바닥에 둔 채로는 불룩 튀어나온 뱃살 때문에 힘들어 천천히 진찰할 수 없다. 우선 침대에 걸터앉아 양 발을 내밀게 한다. 의자에 앉은 채로 발을 둥근 의자나 받침대 위에 올려놓는 것도 좋지만 양 발을 올린

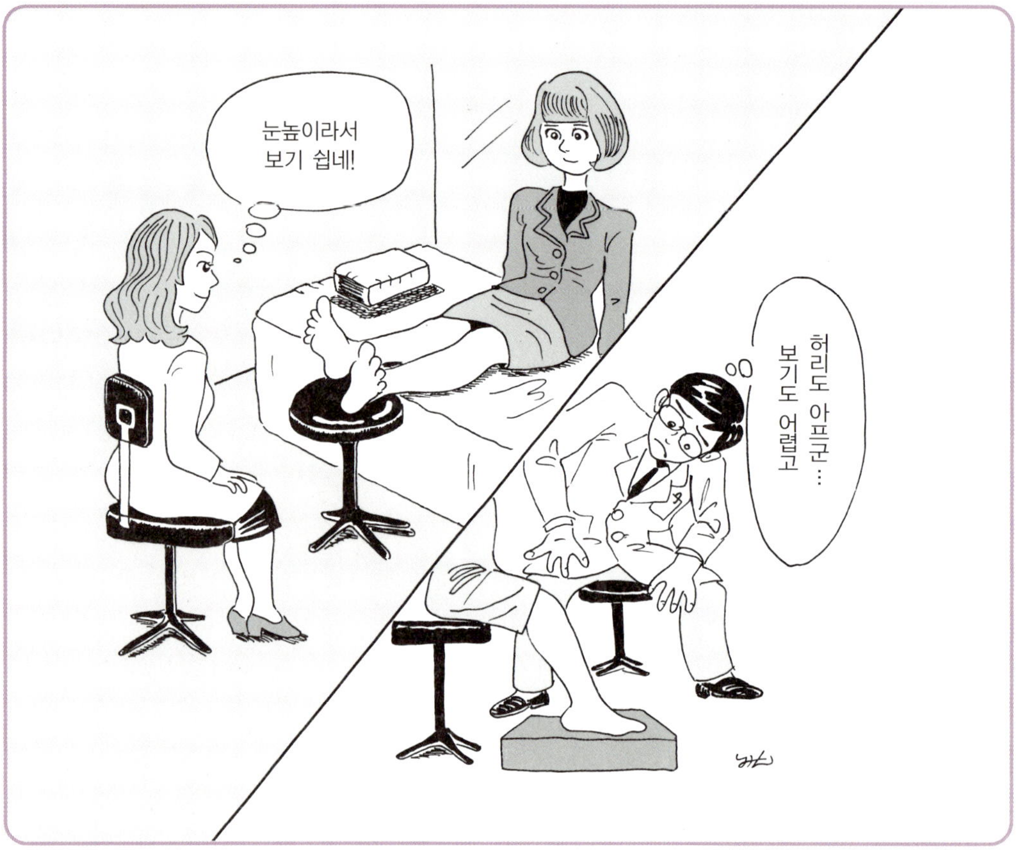

그림 1 발바닥까지 진찰하려면……

채로 무릎을 구부리거나 발바닥을 보려고 들어 올리거나 하면 뒤로 뒤집어질 것 같이 된다. 높은 침대에 걸터앉아 양 발을 둥근 의자 위에 올리는 것이 편하며, 필요하면 곧바로 침대에 눕힐 수 있다. 뒤로 넘어져도 위험하지 않으며, 의자에 앉은 채로 그다지 허리를 굽히지 않고 발바닥을 들여다 볼 수 있다. 만약 본격적으로 발바닥을 보려고 하면 침대에 엎드리게 할 수밖에 없다. 이렇게 하면 얼굴을 가까이 들이밀고 보지 않아도 되지만 상당히 번거롭다.

b. 족저압은 굳은살로 진찰한다

발의 중요한 기능은 체중을 지지해 힘을 대지에 전달하고 움직이는 것이다. 발, 특히 발바닥은 인간과 외부세계를 연결하고 있으므로 가장 장애를 받기 쉽고 그 영향이 나타나기 쉬운 부위이다. 굳은살(callosity)이나 티눈(corn)은 족저압이 비정상적으로 집중된 결과이며, 단순히 발의 변형이나 신발의 문제뿐만이 아니라 자세나 보행의 장애를 통해서 중추신경을 포함한 신경 · 근육의 질환도 반영한다. 굳은살이 생기려면 일정한 시간이 필요하기 때문에 족저압을 기록하고 있다고도 할 수 있다. 굳은살의 원인은 골절 후의 변형 등 피하 뼈의 비정상인 돌출, 내반첨족 등 체중부하를 받는 발 모양의 이상에 의한 압력의 편향, 망치 족지에서 근위지간(PIP)관절구축 등 관절구축에 의한 비정상인 부위에서의 체중부하이다. 이렇게 해서 굳은살의 위치를 보고 질환이나 병태를 추정할 수 있다(박스 참조). 굳은살은 '기록계가 부착된 족저압 측정 장치' 인 것이다.

굳은살과 티눈의 위치와 질환

(류마티스 관절염, 당뇨병, 뇌성마비, 소아마비, 중추신경장애 제외)

무지 끝 부분

IP관절의 굴곡구축; 장무지굴근건 유착, 하퇴 구획증후군

무지의 내하연

내회전변형 : 무지외반증, 개장족

지간

인접 발가락의 조갑연이 닿는다; 무지내반증, 소지내반증, Curly 변형

발가락의 끝 부분, PIP관절배측

망치족지 변형 : 너무 작아 발가락이 눌린 신발, 너무 커서 발이 미끄러지는 신발, MTP관절의 병적인 배측탈구, 하퇴 구획증후군

소지의 외측

소지의 내반 · 내회전변형 : 소지내반증, Curly 변형, 지절유합증, 내반족변형

제1중족골 골두부

제1MTP관절배굴구축, 요족변형; 무지신근건유합, 요족, 족관절첨족위구축

제2,제3중족골 골두부

개장족, 무지외반증수술 후, 함족, 족관절첨족위구축

제5중족골 기저부

내반변형

아킬레스건 부착부

pump bump

c. 「양쪽 발 모두 뻗어 주세요」

반드시 양쪽 발을 본다. 의사뿐만 아니라 환자까지도 양쪽 발을 보이는 것을 싫어한다. "침대에 앉아서 양쪽 발 모두 신발과 양말을 벗고 양쪽 발 모두 둥근 의자 위에 올려주세요.", 하루에 몇 십 회나 이렇게 말하지만, 한쪽 발만 보이려고 하는 환자가 많다. "양쪽 발 모두 뻗어주세요."라고 힘들게 말하면 대부분의 환자는 마지못해 따르지만 그 중에는 "왜 양쪽 다 벗어야 합니까?"라며 끝까지 버티는 환자도 있다. "한쪽 발만 보면 살이 찐 것인지 부어 있는 것인지 알 수 없기 때문입니다."라고 나름대로 재치있게 대답한다고 생각하고 있지만 이해해주는 환자라면 처음부터 순순히 양쪽 발을 내었을 것이다.

서론이 길어졌지만, 발뿐만 아니라 손이나 눈, 귀, 신장 등 좌우 대칭으로 2개가 있는 기관은 그것들을 비교해 보는 것이 진찰의 요령이다. 특히 편측에 증상이 있는 경우에는 좌우 차이를 보면 단서를 얻을 수 있다. 양쪽에 있으면 있는 대로 외상이 아니라는 것을 알거나 류마티스 관절염을 의심하거나 하게 되므로 유익한 정보가 된다.

d. 신발도 보자

"허리가 아픈 환자분은 가운으로 갈아입어 허리를 진찰할 수 있도록 해 주세요.", "발이 아픈 환자분은 발을 진찰할 수 있도록 신발을 벗고 슬리퍼로 바꿔 신으세요.", 간호사는 어떠한 의문도 가지지 않으며 환자도 당연하다고 생각하고 있다. 그러나 신발은 발을 보는 데 필수적인 진찰 대상이다. 특히 오래 신은 신발은 심장의 Holter 심전도와 같이 과거 수개월에 걸친 발의 활동 상황을 측정하여 기록하고 있다. 신발 바닥이 닳은 모양은 하지 전체의 정렬부터 통증이나 마비, 변형 상태까지를 기록하고 있다. 그 안을 보면, 땀이 배거나 안창이 눌린 모양을 보고 압력의 분포부터 힘이 들어가는 상태까지 알 수 있는 '훌륭한 족저압 측정 기록 장치' 이다.

e. 발을 만져보자

"그 선생님은 만져보지도 않았습니다."라고 하는 환자의 불만을 많이 들을 수 있다. 확실히 가슴을 청진 및 타진하는 것보다 심전도나 흉부 X선 사진을 보면 일목요연하게 알 수 있다. 학생 실습 때 산 청진기는 이미 없어져 사망 선고 때 이외에는 사용한 기억도 없다. 그러나 발의 경우는 만져보는 것이 가장 중요해서, 가끔 CT나 MRI 보다 뛰어난 정보를 단시간에 무료로 얻을 수 있다.

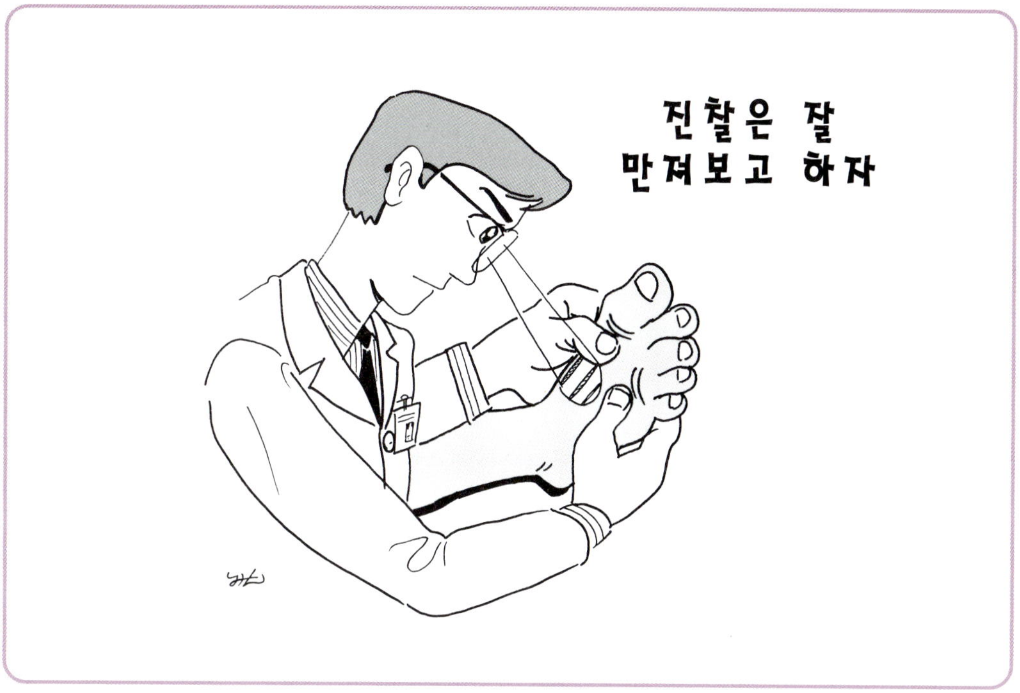

그림 2 손가락 끝에 눈을

f. 피부온도로 알 수 있는 혈행

우선 양쪽 다리의 외측을 무릎 밑에서 발끝까지 양손의 새끼손가락 측의 손바닥으로 어루만지듯이 만진다. 그 다음에 손바닥을 뒤집어 내측을 만진다. 도중에 온도가 바뀌거나 좌우차이가 있거나 하면 위에서 아래, 아래에서 위로 반복하면서 온도가 바뀌는 레벨을 확인한다. 만지고 있는 동안에 감각이 익숙해져버려 알기 어려워지므로, 촉진할 때 가장 처음에 시행한다. 온도 변화는 1단계만 변하는 것이 아니고 2단계, 3단계로 변화하는 경우도 있다. 체온보다 올라가거나 실온보다 내려가거나 하는 경우는 없지만, 당뇨병성 괴사 환자의 다리는 얼음같이 차게 느껴진다. 피부가 건조한지 습한지, 매끄러운지 거친지, 팽팽한지 아닌지 등 상당히 다양한 것을 알 수 있다. 고가의 체열촬영술(thermography)로도 피부와 근육의 성질과 상태, 지각장애와 통증 등과 관련해서 피부온도를 평가하는 것은 어렵다. 절단 레벨을 결정할 때 이외에는 일일이 진료기록지에는 적지 않지만 다음에 도움이 되는 경우가 적지 않다.

g. 발을 만지면서

① 비복부를 가볍게 잡아 통증의 유무를 묻는다.
② 부종이 있는 것 같으면 경골조면을 눌러 확인한다.
③ 무릎을 굽히고 족관절을 저배굴하여 관절범위를 측정한다.
④ 거골하관절의 운동은 족관절을 최대 배굴위로 유지하여 발끔치를 좌우로 비틀어본다.
⑤ 저굴위치에서 족부를 잡고 비틀어 내외번하면 불안정성을 알 수 있다.
⑥ 최근의 통증 유무도 물어보지만 압통을 검사하는 포인트는 예상되는 질환에 따라 다르다.
⑦ 족배동맥과 후경골동맥의 맥박을 잡는다.

2. 발의 지각

a. 좋아도 나빠도 곤란한 발의 지각

발바닥의 지각은 인간이 외부세계와 접하는 최전선이다. 발이 땅에 닿아 있는지 어떤지는 매우 중요한 감각으로 이것을 모르면 서는 것조차 불안하다. 정형외과의사는 발바닥에 지각이 조금이라도 남아 있으면 발을 절단하지 않고 남기려는 노력을 아끼지 않는다. 반대로 지각과민으로 발을 댈 수 없는 경우도 있다. RSD나 작열통(causalgia)으로 아파서 발을 절단하고 싶다고 말하는 환자도 적지 않다. 그러나 발은 보통 몇 십 kg의 체중을 지지하고 울퉁불퉁한 길을 걸어도 아프지 않지만 작은 돌을 밟으면 바로 알 수 있는, 대단한 역치의 컨트롤 기능을 가지는 뛰어난 것이다.

b. 피부의 방어지각은 마지막 보루

통증만큼 싫은 것은 없다. "어쨌든 통증만 사라지게 해주신다면 좋겠습니다."라는 말은 자주 듣는 말이다. 그러나 통증을 느끼지 않는 상황이 얼마나 비참한 사태인지를 생각할 수 있는 환자나 의사도 적다.

"통증은 몸을 지키기 위해서 신이 준 최고의 선물이에요."라고 말하면, 대체로 환자는 좋지 않은 얼굴을 한다. 통증은 화재경보기로 무언가 위험한 일이 일어난다고 경고하고 있다. 함부로 '통증만 멈추어라' 라고 하는 것은 화재를 진압하지 않은 채 '화재경보기의 스위치를 꺼라' 라고 하는 것과 같다. 옛날의 신경나(neural leprosy), 중세의 신경매독으로부터 현대의 당뇨발까지 방어지각을 잃었기 때문에 마지막 보루를 잃어 피부의 궤양이나 Charcot 관절에서 시작해 괴저를 일으켜 발을 절단하는 환자는 사라지지 않는다.

c. 저림의 범위는 종적관계인가 횡적관계인가?

발바닥 지각은 경골신경으로부터 분지된 내측과 외측 족저신경에 의해 지배되고 있다. "어디가 아프십니까?", "어디가 저리십니까?"라고 물으면 발에서는 이상하게 손가락을 세로로 움직이지 않고 가로로 움직여 가리키는 환자가 많다. 즉, 신경의 주행, 지각신경의 분포에 따르지 않는 통증이나 저림을 호소하는 환자가 많다. 위화감이나, 얇은 종이를 한 장 붙인 것 같은 느낌으로 그야말로 격화소양(隔靴搔痒)의 느낌을 호소한다. 발의 신경은 뇌로부터 멀어서인지 아니면 척수의 세포로부터 떨어져 있어서인지, 또는 혈류가 나빠 붓기

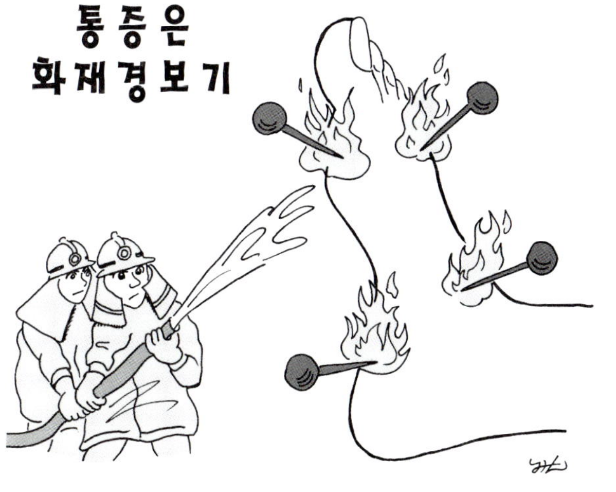

그림 3 통증은 신이 주신 경보 장치

쉬운 탓인지, 말초부위 신경기능이 나쁜 것뿐이라고 생각되는 호소가 많다. 환자가 세로로 손가락을 움직여 주면 진단이 되는데, 옆으로 움직이면 발 전문의도 포기하게 되고, '말초신경염' 이라는 보험 병명이 증가하게 된다.

d. 굳은살은 통증의 증거?

발바닥에 많은 굳은살이나 티눈이 생겨서 내원하는 환자가 있다. '아프다고 하지 않아도 보면 알 수 있다' 고 말하고 싶지만 아프면 체중부하되는 것을 피할 것이므로 굳은살도 티눈도 사라질 것이다. 오래된 이야기이지만, 도쿄올림픽에서 우승한 '아베베(Abebe)' 라는 마라톤 선수가 맨발로 달리고 있었다. 발바닥은 신발 바깥창 만큼 딱딱했다고 한다. 그 선수가 신발을 신고 달리다가 아파서 벗었다고 한다. 발바닥 체중부하부위는 모두 굳은살인 것이 사실이며 부드러운 것이 비정상일지도 모른다. 그러고 보면 아픈 증거라고 생각해 왔던 굳은살이지만, 통증을 호소하지 않는 굳은살이 있다.

e. 아파서 걸을 수 없다?

'아파서 걸을 수 없다.' 고 하는 환자가 들어오면 당황하지 않을 수 없다. "걷고 있잖아요."라고 말하면 싸움이 되지만 '걸을 수 없을 정도로 아프다' 는 것과 '아파서 걸을 수 없다' 는 것은 하늘과 땅 차이로, '걸을 수 있는 것' 과 '걸을 수 없는 것' 정도로 다른 것이다. 아파서 '제대로' 걸을 수 없다는 의미지만 수술 후 "언제부터 걸을 수 있습니까?"라는 질문에 답하기 어려운 것과 같아서, 계속 통증 없이 걸을 수 있는 것은 당연하다는 생각에 대응하지 않으면 안 된다. '60 kg 이상의 체중을 2개 밖에 없는 좁은 발바닥으로 지탱하여 이렇다 할 통증도 없이 하루에 만보나 걸을 수 있다니 기적이다' 라는 목소리가 들려올 것만 같다.

3. 발을 움직여 진단하자

a. 넙치인가, 가자미인가?

넙치와 가자미는 '왼쪽에 눈이 있으면 넙치, 오른쪽에 눈이 있으면 가자미' 라고 말하는데, 첨족의 원인이 가자미근(soleus muscle)인지 비복근(gastrocnemius muscle)인지는 환자의 눈을 봐도 알 수 없다. 도대체 왜 하퇴삼두근을 가자미근와 비복근으로 분리해야만 하는지는 모르겠지만 어쨌든 가자미근은 일관절근육이고 비복근은 이관절근육이다. 즉, 비복근만이 무릎을 넘어가며 가자미근은 종아리에 기시부가 있다. 따라서 무릎의 굴곡으로 첨족이 개선되면 비복근이 주된 원인이다. 다만, 개선되지 않는 경우에는 가자미근도 관여하고 있다고 밖에 할 수 없다. 무릎을 굽혔다 폈다 하면서 족관절을 움직여보자.

b. 원인은 발인가, 다리인가?

외상 후에 발가락이 굴곡구축을 일으키는 경우가 많다. 건의 유착이나, 근육의 단축, 마비, 관절의 구축이 문제가 되는 것과 동시에 어디서 일어나고 있는지가 문제가 된다. 족관절을 저굴시킬 때 개선되면 하퇴부에 있는 장무지굴근(flexor hallucis longus muscle), 장지굴근(flexor digitorum longus muscle)에 원인이 있다. 개선되지 않으면 발 자체에 있는 단무지굴근, 단지굴근에도 원인이 있다. 반대로 발가락이 신전 구축되어 있을 때는 족관질을 배굴하여 검사한다. 족관절을 굴곡 신전시키면서 발가락을 움직여보자.

c. 유착된 건은 긴가, 짧은가?

손에 천지굴근과 심지굴근이 있듯이 발에는 단지굴근과 장지굴근이 있다. 장지굴근건은 원위지골의 기저부에 단지굴근건은 중지골의 기저부에 붙는다. 덧붙여서 단무지굴근건은 근위지골 기저부에 붙는다. 도수적으로 DIP관절이 신전되지 않으면, 장지굴근건이 단축 또는 유착되어 있다. DIP관절이 신전되는데 PIP관절이 신전되지 않으면 범인은 단지굴근건이라는 것이 된다. DIP관절과 PIP관절을 따로 따로 움직여보자.

d. 원인은 관절인가, 근육인가?

관절운동범위 감소의 원인이 관절구축이라면 팔다리 위치에 의한 운동범위의 변화는 없다. 만약 근육의 단축이 원인이라면 근육이나 건을 느슨하게 하는 위치에서 운동범위가 증가하고 반대로 긴장시키는 위치에서는 운동범위가 감소한다. 약간의 관절 움직임 개선만으로도 큰 진단적 의미를 가진다. 운동범위를 검사할 때는 인접 관절도 움직여 보자.

e. 건의 유착인가, 근육의 단축인가?

근육의 단축이라면 서서히 움직임이 나빠지는 것이 많지만, 건의 유착은 처음에는 아무것도 일어나지 않다가 어떤 곳에서 갑자기 멈춘다. 수동적으로 관절을 움직여 '두둑' 하고 멈추는지 '딱' 하고 멈추는지는 손의 감촉으로 판단할 수 있다. 속도를 변화시키며 관절을 움직여보자.

f. 유착인가, 마비인가?

'주동근(agonist)인가, 길항근(antagonist)인가?' 라고도 할 수 있다. 신전근이 마비되어도, 굴곡근건이 유착되더라도 발가락은 굴곡구축이 된다. 처음에는 마비라면 간단하게 손으로 펼 수 있다. 관절구축이 완성되면 두 경우 모두 움직이지 못하게 된다. 스스로 움직일 수 없는 관절은 손을 사용하여 움직여보자.

4. 우선 발의 형태를 본다

우선 둥근 의자에 발바닥을 대고 앉게 하여 양 발을 비교하면서 전체 발을 진찰한다. 큰지 작은지, 폭이 넓은지 좁은지, 발등이 높은지 낮은지, 종족궁(longitudinal arch)이 깊은지 얕은지, 발꿈치와 전족부의 비율(주상골의 위치), 발가락의 길이, 발꿈치의 크기 등 대략적으로 전체를 살펴본다. 성인이면, 발의 길이가 길든 짧든 후족부의 길이는 그다지 변하지 않고, 중족골이나 발가락의 길이가 변화한다. 남성과 여성에서는 같은 발길이에서도 후족부의 크기가 다르므로 발꿈치와 전족부의 비율(주상골의 위치)이 다르다. 일반적으로 발폭이 넓은 사람은 두께도 있지만, 중년 이후 개장족(spread foot)이 되어 횡아치가 무너져 폭이 넓어진 사람은 두께가 얇다. 폭도 두께도 없는데 전족부가 긴 젊은 여성이 적지 않다. 종족궁이 얕은 경우, 즉 편평족인지 아닌지는 정확하게는 체중부하 측면 X선 사진으로 판정한다. 체중부하를 하지 않았을 때 충분히 있는 것처럼 보여도 체중부하했을 때 없어질 수도 있다. 대부분의 편평족은 문제가 되지 않으며 증상이 없으면 방치한다. 스모 선수나 스포츠 선수에서는 족저근군이 발달해 족문(foot print)에서는 종족궁이 사라진 예가 있지만 주상골의 높이는 정상적이어서 진정한 편평족은 아니다. 마찬가지로 첫 보행 이전의 유아에서는 발바닥의 지방 때문에 종족궁이 없지만 이것도 물론 진정한 편평족이라고는 할 수 없다. 간단하게는 주상골의 내측 가장자리를 만져보고 바닥과의 높이를 보면 판단할 수 있다. 전체적으로 약해 보이는지, 울룩불룩하고 강하게 생겼는지 등의 인상도 중요하다.

5. 이상한 점은?

다음으로 변형이나 종창, 부종, 혹, 발적이나 굳은살, 티눈, 색소침착, 궤양 등 피부의 병변에서 눈으로 볼 수 있는 것을 체크한다. 이것으로 무지외빈증, 소지내반증, 망치족지, 개장족, 편평족, 통증을 동반한 부주상골, pump bump 등이 거의 진단된다. 무지외반증에서는 외관상의 무지외반각(HV각), 중족골간각(IM각), 무지중족지(MTP)관절 내측의 혹, 발적, 종창이 관찰된다. 심한 경우는 무지가 회내외반되어 제2족지 아래로 잠입하여 제2족지가 망치 족지 변형을 일으킨다.

a. 중요한 발바닥

발바닥을 진찰할 수 있도록 무릎을 굽혀 족관절을 중간위치까지 배굴시킨다. 발바닥에서는 내측 종아치, 외측 종아치, 횡아치 상태와 종창, 부종, 혹, 발적이나 굳은살, 티눈, 색소침착, 궤양 등 피부의 병변을 검사한다. 특히 중족골 골두부나 발가락 끝의 굳은살, 족저부 지방체의 상황은 체중부하의 분포와 체중부하 능력에 대한 중요한 정보이다. 이상, 발등과 발바닥을 관찰하면서 압통의 유무, 부위, 정도를 체크해간다.

b. 발과 악수

발을 촉진하기 전에 손을 교차시켜 오른손으로 환자의 오른쪽 발을, 왼손으로 왼발을 가볍게 쥐어 본다. 발과 손은 같은 것이라고 생각될 정도로 확실하게 악수를 할 수 있다. 동시에 좌우의 발과 악수하면 아무리 몇 안 되는 종창이라도 놓치지 않게 된다. 얼핏 보면 좋아진 상처라도 여기에 좌우차이가 있는 것 같다면 진짜로 좋아진 것이 아니다. 숙련된 금박 직공은 10미크론의 차이를 손가락으로 감지한다고 한다. 매우 작은 차이라도 동시에 만지면 인간의 손은 판별할 수 있다.

c. 아픈 곳은 마지막에

환자가 통증을 호소하는 부위는 마지막으로 하고, 가능한 한 통증이 없는 부위부터 눌러가는 것이 요령인데, 이것은 소아에서 특히 중요한 주의사항이다. 통상 눌러보는 부위는 비복부, 아킬레스건, 아킬레스건 부착부, 외과하단 끝부분, 외과하단 전연, 족근동(sinus tarsi), 이분인대, 제5중족골 기저부, 뒤꿈치 전내측, 뒤꿈치 내외벽, 족근관, 신근지대, 후경골근건, 주상골내연, Lisfranc 인대, 무지MTP관절 내측, 저측(종자골), 제5MTP관절 외측, 중족골 골두부이다. 환자가 통증을 호소하거나 굳은살이나 종창, 발적 등 피부에 특별한 변화가 있거나 하면 추가한다.

d. 차가운 발

발의 냉감을 호소하거나 실제로 차가운 경우에는 손의 소지구(hypothenar) 외연으로 하퇴부의 정상이라고 생각되는 부분부터 원위부로 만져나가 온도가 떨어지는지 아닌지, 있으면 어디부터인지를 체크한다. 반대로 차가운 부분으로부터 근위부를 향해서 만져나가면서 체크한다. 이 2개의 경계는 반드시 일치하는 것은 아니며, 또 온도가 2단계 저하하는 경우도 있다. 당연히 배측, 저측, 경골측, 비골측에서는 레벨이 다르므로 여기에서 체크한다. 족배동맥, 경골동맥의 맥박을 잡는 것은 중요하므로 냉감이나 저림이 있는지 없는지 만져보는 습관을 들여야 한다.

e. 발의 저림

환자가 저림이나 감각장애, 이상감각을 호소하지 않는 경우는 붓의 촉각 검사만으로 충분하다. 좌우의 같은 부위를 가능한 한 같은 힘, 같은 방향으로 만지면서 "느낌이 같습니까?"라고 확인한다 "대체로 같습니까?"라든지 "다르지 않아도 괜찮습니다."라고 양해를 구해두지 않으면 필사적으로 어느 쪽이 강한지, 어느 쪽이 약한지 골똘히 생각하게 되어 곤란한 경우가 있다. 만약 감각의 저하가 있을 경우에는 좌우의 비교, 동측에서의 비교를 무작위로 반복해 재현성이 있는 것을 확인한다. 또한 신경 손상이 의심되는 등 감각장애가 중요한 요소인 경우에는 장애가 없는 곳으로부터 있는 곳으로, 또 그 반대로 연속적으로 감각을 검사하여 경계가 일치하는 것을 확인한다. 마찬가지로 경계를 정할 때 경계가 어긋나지 않은 것을 확인한다. 당뇨병 등의 신경장애에서는 정규 지각검사용 나일론실을 사용하여 진동감각, 온도감각도 체크한다.

f. 전부 움직여 보자

다음으로 족관절을 움직여 구축이나 운동 제한, 통증이 없는지를 검사한다. 우선 슬관절을 굴곡시키고 족관절과 MTP관절의 배굴 제한을 진찰한다. 슬관절 신전 상태에서 족관절을 배굴시키고 MTP관절의 신전이 충분하면 굴곡근군의 구축은 없다. 슬관절 굴곡 상태에서 족관절을 배굴시키고 MTP관절에 신전 제한이 있으며 족관절 저굴로 개선되면, 원인은 하퇴부에 있다. 반대로 족관절을 저굴시켜도 변화 없으면 발 자체에 있는 것으로 진단할 수 있다. 그 다음에 족관절을 회내, 회외시켜본다. 거골하관절의 운동성을 검사하는 것은 어렵다. 무릎을 굴곡시키고, 왼손으로 족관절을 최대 배굴시킨 상태에서 오른손으로 발꿈치를 잡아 내외반시킨다. 족관절을 최대 배굴시키면 앞이 넓고 뒤가 좁은 거골활차가 거퇴관절에 박힌, 쐐기와 같이 고정되므로 이 위치에서의 발꿈치의 움직임은 거골하관절 단독 운동이다. 따라서 이 위치에서 움직이면 거골하관절에 구축은 없지만 여기에서 움직이지 않으면 구축이 있다. 족관절, 거골하관절, MTP관절의 운동성을 대략적으로 검사하면서 운동통이 있는지 없는지, 있으면 관절과 그 위치를 체크한다. 후경골근건기능부전증이나 뇌성마비(CP), 이분척추 등에 동반하는 무지외반증에 있어서 원인이 되는 질환을 놓치지 않는 것이 중요한 기본적 진찰이다.

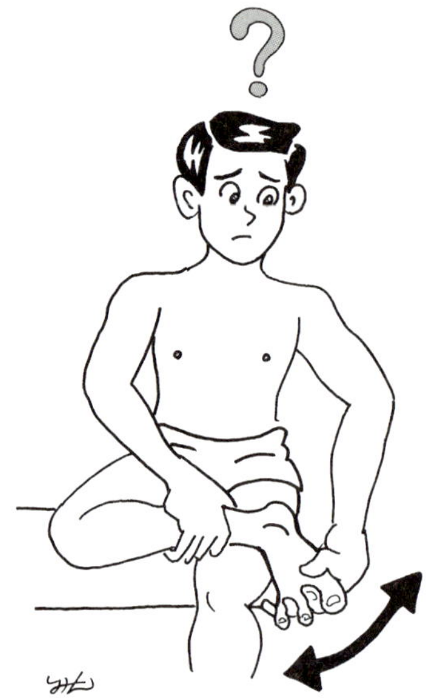

그림 4 회내? 회외?

까다로운 발의 움직임에 관한 용어

발의 움직임이나 위치, 변형에 관한 용어는 의외로 어려우므로 정리해 둔다.

배굴(dorsi flexion)/저굴(plantar flexion)

족관절을 관통하는 축 주위의 운동.

외전(abduction)/내전(adduction)

종축 주위의 운동으로, 정중앙선으로부터 멀어지는 것을 외전, 가까워지는 것을 내전이라고 한다(기준은 발에서는 몸의 정중앙선, 발가락에서는 발의 정중앙선으로 제2족지열).

내반(varus)/외반(valgus)

원위부가 정중앙선을 향해 도는 것을 내반, 반대로 도는 것을 외반이라고 한다(기준은 발에서도 발가락에서도 몸의 정중앙선).

내번(inversion)/외번(eversion)

발꿈치의 외하방에서 내상방으로 향하는 거골하관절의 회전축 주위로 발의 내측 가장자리가 바닥으로부터 떨어져가는 운동을 내번이라고 하고 외측 가장자리가 떨어져가는 운동을 외번이라고 한다. 축이 기울어져 있으므로 내번에는 내전, 외번에는 외전을 동반한다.

회외(supination)/회내(pronation)

스스로 발바닥이 보이게 되는 운동을 회외, 바닥으로 향하는 운동을 회내라고 한다.

첨족(talipes equines)

족관절이 저굴되고 발꿈치가 올라간다.

종족(talipes calcaneus)

족관절이 배굴되고 발꿈치가 내려간다.

내반족(talipes equinovarus)

발이 내반으로 내전 · 저굴한다. 이 운동을 회외라고 한다.

외반족(talipes valgus)

발이 외반으로 외전 · 배굴한다. 이 운동을 회내라고 한다.

정중앙선의 기준이 다르므로 같은 외전이라도 발은 비골측으로 돌고 무지는 경골측으로 돈다. 해부학에서 배우는 기본자세는 손은 손바닥이 앞, 발은 발등이 앞이므로 기묘한 일이 일어난다. 엄지발가락은 외전근으로 외전 · 내반하며 엄지손가락은 외전근으로 외전 · 외 반하지만 위치는 같다. 발은 회외하면 내반족이 되고 회내하면 외반족이 된다.

6. 어떻게 하고 싶은가?

이제 X선 사진 검사에 들어가게 되는데, 그 전에 치료법 결정의 포인트가 되는 치료의 주된 대상이 통증인지 변형인지를 확인한다. 환자의 희망이 '구부러진 무지를 똑바르게 하고 싶다' 는 것인지 '아픈 것을 어떻게든 하고 싶다' 는 것인지가 가장 중요한 포인트이다. 많은 환자는 당연히 '통증도 없애고 싶고 모양도 좋게 하고 싶다' 라고 말하는데 여기서 문제가 되는 것이 신발의 선택이다. 하이힐을 신고 싶은 것인지, 펌프스까지인지, 컴포트슈즈나 스니커즈도 좋은 것인지, 신발을 개량해도 좋은 것인지 등이 문제가 된다. 진찰이 일단 종료된 시점에서 이 점을 확인할 필요가 있다.

7. 깊은 곳을 촉진하려면
-Morton 신경종(중족골 골두부통)의 진찰법-

발의 대략적인 진찰법에 대해 이야기했으므로 Morton 신경종에서는 특히 촉진, 만지는 방법에 대해 소개한다. 교과서에는 Morton 신경종이 몽글몽글하게 만져지는 것처럼 쓰여 있다. 촉진이 서투른 탓인지도 모르지만 수술 시에는 그렇게 잘 만져지는 경우는 거의 없다. 따라서 만지기 쉽게 하기 위해서 발을 긴장시키지 않고 부드럽게 한다. 우선 무릎을 굽혀 족관절을 배굴시키기 쉽게 하고 엄지손가락으로 족저부로부터 밀어 올리듯이 촉진한다. 사실은 검지 쪽이 가늘고 섬세한 감각이 있는 것처럼 생각되지만, 마주보고 검지로 발바닥을 만지는 것은 어렵다. 이 때, 중족골이 흔들흔들 움직이는 느낌으로 만지기 쉽다. 심횡중족인대는 중족골골두의 거의 바로 아래에 있어 중족골두 사이라면 중심부에서 만질 수 있을 것이다. MTP관절을 배굴하는 곳의 인대는 팽팽해져 원위부로 이동하고 통증이 유발되지만, 만지기 어려워진다. 신경종을 만진다기보다도 압통점을 찾을 생각으로 통증과 동시에 무엇인가 만져지는 것 같으면 그것으로 좋다. 옆에서 뼈를 눌러 손톱으로 튀기듯이 하면 클릭하는 느낌이 있는데 통증을 호소하는 경우도 있다. 이 부분에서 압통점이 없으면 중족골두 바로 아래 중족골두보다 원위부의 물갈퀴부위를 촉진한다. 덧붙여 중족골두 아래에서는 Morton 신경종 이외에는 건초염, 관절염, 점액낭염, 원위부에서는 신경의 포착(entrapment)이 있다. 이상과 같이, 만지기 쉬운 자세를 취한 후 근육의 긴장도를 떨어뜨리고 딱딱한 부분을 향해 누르듯이 하여 압박하면서, 통증을 보며 진찰하는 것은 신경종에만 해당되는 것이 아니고 심부의 병변을 촉진하는 데 공통된 방법이다.

신경을 만질 수 있는 부위는?

발에서 신경을 만질 수 있는 부위

① 발꿈치의 외측에서 비골신경
② 발꿈치의 내측에서 경골신경의 종골지(calcaneal branch)
③ 족근관에서 경골신경
④ 족근관 출구에서 외측 족저신경
⑤ 족관절의 내측에서 복재신경, 외측에서 천비골신경, 전방에서 심비골신경
⑥ 발바닥 종족궁에서 내측 족저신경
⑦ 무지의 MTP관절 내측에서 배측지 고유신경

만지는 방법은 공통적인데 누르기, 내리누르기, 튕기기로 압통과 방산통을 진찰한다.

8. 급성 외상의 진찰법 -외측인대손상-

외측인대손상의 진찰법은 다른 인대손상과 같이 급성과 진구성이 다르다. 손상 직후는 통증과 종창, 내출혈이 심하여 진찰하기 어려울 뿐만 아니라 손상의 정도, 범위가 명확하지 않으므로 손상이 확대되지 않도록 세심한 주의를 기울여야 한다. 또한 통증에 의한 도피 반사와 근긴장에 의해 운동성 및 불안정성 진단이 어려워지므로 최소한의 조작으로 진단해야 한다. 진찰에 있어서는 가능한 한 손상 상황에 대해 물어보고 수상기전과 통증부위로 미리 진단을 내리고 감별진단도 염두에 두어 그것을 확인할 생각으로 진찰에 임한다. 외측인대손상을 의심하게 하는 염좌는 내번염좌인데, 가장 감별을 필요로 하는 것은 이분인대손상이며 경인대, 거종골간인대, 거종인대의 손상이나 외과박리골절, 제5중족골기저부골절, 종골경부골절, 거골외측돌기골절, 거골활차골연골골절, 입방골압박골절도 일어날 수 있다. 우선은 골절과 인대손상의 감별을 하고 그 다음에 손상된 인대를 진단하고 마지막에 그 정도와 범위, 수술의 적응을 포함한 치료법을 선택한다.

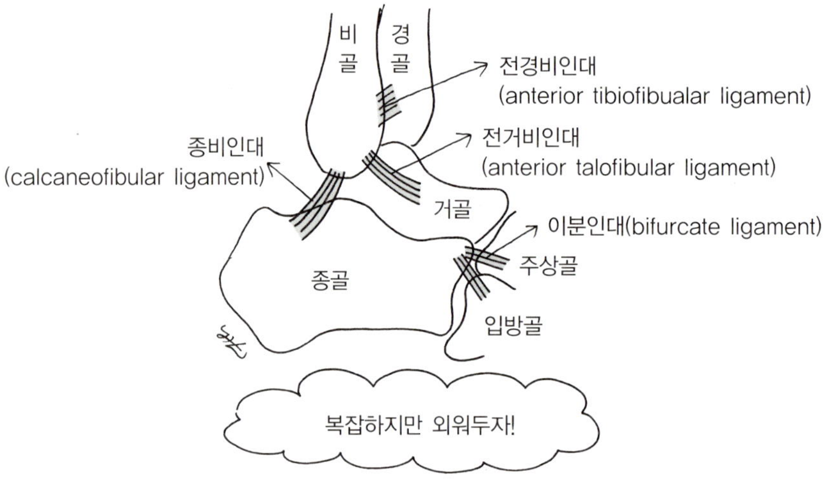

그림 5 **그래봤자 염좌, 그래도 염좌**

a. 통증이 적은 부위부터

환자를 침대에 걸터 앉게 한 후 둥근 의자 위에 양 발을 올리게 한다. 통증부위를 확인함과 동시에 붓기와 변형을 좌우 비교하여 확인한다. 그 다음에 가장 아프지 않을 것 같은 부위부터 촉진해 간다. 아픈 곳을 먼저 검사하면 아파서 긴장하여 그 후의 진찰이 어려워지기 때문이지만, 별로 아프지 않은 곳만 누르며 "아프십니까?"라고 물으면 '아픈 곳도 모르는 돌팔이 의사인가?' 하며 점점 불안해져 환자의 얼굴이 일그러지므로 적당한 선에서 "제일 아픈 곳은 마지막에 검사할테니 걱정하지 마세요."라고 안심(?)시키는 것을 잊지 말아야 한다.

b. 골절?

전위(displacement)가 있는 것 같은 골절은 진단에 헤매지 않기 때문에, 견열골절(avulsion fracture)이나 균열골절(fissured fracture), 압박골절이 문제가 된다. 이른바 'Malgaigne 압통점' 이라는 뼈부위의 국소통증이 인대부착부와 멀어진 부위에 있으면 골절이라고 할 수 있다. 반대로 당연한 것이지만 뼈를 직접 접하지 않는 부위에 압통이 있으

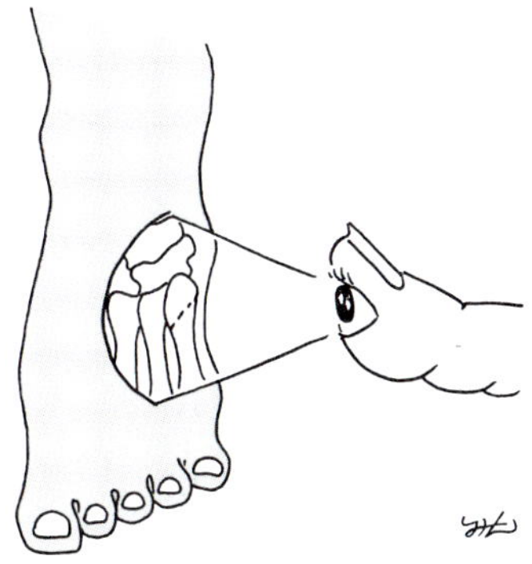

그림 6 손가락끝에 눈을 달자! -촉진-

면 골절은 아니다. 관절을 통하지 않는 간접통증이 있으면 골절이라고 할 수 있지만 관절을 통하면 염좌나 인대손상과 구별이 되지 않는다. 어쨌든 '진단이 내려지지 않는다' 고 말하며, 몇 번이고 압통점을 확인하거나 간접통증을 검사하기 위해서 반복적으로 비트는 것은 환자에게 필요 없는 통증을 줄 뿐만 아니라 손상을 확대시키므로 한 번에 결정해야 한다.

c. 중요한 기준점(landmark)

외측인대손상을 진찰할 때 미리 압통의 유무를 검사할 필요가 있는 것은 이분인대, 제5 중족골 기저부, 족근동뿐일 것이다. 그 밖에는 빈도가 낮기 때문에 외측인대손상이 아닌 것을 확인한 후에 검토하는 것이 좋다. 말로는 쉽지만 이러한 부위를 순서대로 재빠르게 촉진하기 위해서는 표면해부학에 의한 기준점을 확실히 기억하여 한 번에 생각한 부위를 촉진할 수 있어야 한다. 그러기 위해서는 자신의 발에서 기준점을 만져보고 그 느낌에 익숙해지는 것이 좋다. 이것은 발뿐만 아니라 전신, 모든 과에 해당되는 것이며 표면해부학 등 전혀 배우지 않는 해부학 수업에 대해서는 임상의로서 의문을 가진다.

발의 기준점

통증의 위치 등을 나타내기 때문에 발의 표면에서 쉽게 확인할 수 있는 부위를 기준점으로 기억한다.

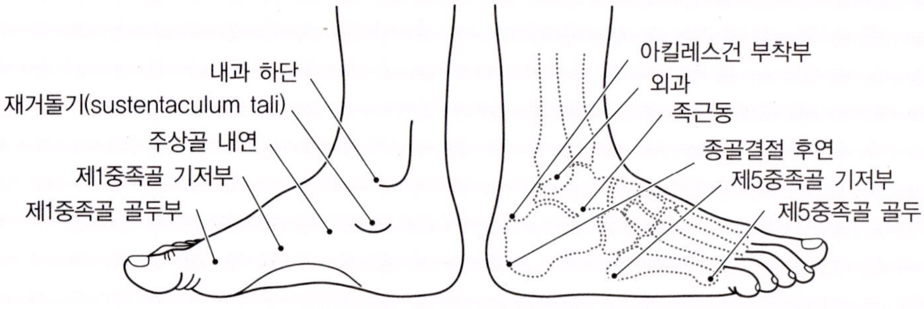

그림 7 발의 기준점

d. 국소부위 진단

마지막으로 외과하단 전연 끝부분, 후연의 압통을 검사한다. 한 번에, 족관절의 불안정성을 진찰하기 위해 무릎을 구부리게 하여 오른쪽 발의 경우는 오른손으로 족관절의 바로 위쪽을 잡아 고정시키고 왼손의 엄지손가락으로 외과 전면과 거골외측돌기 전면 사이를 만지면서 다른 4개의 손가락을 발꿈치 후방으로 돌려 족부를 전방으로 당겨서 엄지 손가락으로 느슨함과 클릭의 유무를 확인한다(족관절의 전방 전위 징후). 이 때 환자에게 여러 가지 이야기를 하거나 질문해서 마음을 분산시켜야 한다. 그 다음에 엄지손가락과 다른 4개의 손가락으로 발꿈치를 잡아 족관절 중립위치에서 거골의 내외반(거골경사), 배굴위치에서 거골하관절의 내외반을 검사한다. 스트레스 검사를 반복함으로 인해서 손상을 확대시켜서는 안 된다.

9. 발 전체의 진찰법
-후경골근건기능부전증(PTTD)-

후경골근건기능부전증(posterior tibial tendon dysfunction, PTTD)은 문자 그대로 후경골근건의 기능에 장애가 발생되는 질환이다. PTTD는 정형외과 전문의에게도 별로 알려져있지 않은 매우 최근의 질환 개념이다. 왜 그런 질환의 진찰법을 다루었는가 하면 하나의 장애가 도미노 같이 차례로 장애를 일으켜 체중부하에 의한 정렬(alignment)의 붕괴에 의해 발 전체의 장애를 일으키는 질환이기 때문이다. 따라서 PTTD를 진찰할 수 있으면 발 전체를 구축물로서 파악한 발의 진찰법을 알 수 있다.

a. PTTD란

한마디로 말하면 PTTD는 발을 저굴 · 내반시키는 후경골근건의 기능에 이상이 생겨 일어나는 변화이다. 내과하방의 족근관 안에서부터 주상골까지의 사이에서, 후경골근건이 종창에서부터 파열까지의 여러 가지 기질적 변화를 일으켜 기능 장애가 온다. 최종적으로

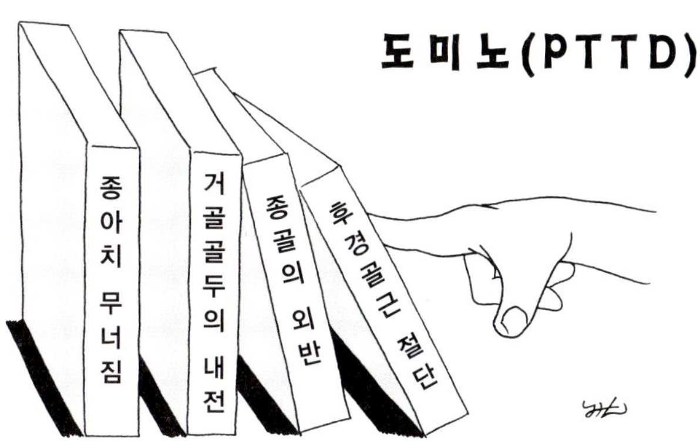

그림 8 도미노처럼 발 전체에 퍼지는 장애

거골골두는 내측으로 아탈구되고 종골은 외반, 전족부는 외전, 종아치 · 횡아치는 무너져 편평족이나 개장족이 되고 무지외반증도 생긴다.

요컨대 주상골을 정점으로 하는 발 전체의 구조가 납작하게 무너져 버린다. 마지막 모양은 류마티스 관절염이나 당뇨병의 Charcot 관절과 비슷하지만 관절의 파괴가 이차적이므로 정렬의 기능적 붕괴를 잘 이해할 수 있다.

b.「일어서보세요」

발은 서서 걷기 위해서 있는 것이기 때문에 진찰은 서서 걷는 것으로부터 시작해야 한다. 그러나 실제로 서게 하거나 걷게 하거나 하는 경우는 의외로 적다. 앉은 채로 관절을 움직이거나 힘을 확인하는 것만으로 진짜 기능을 진찰할 수 있는 것은 아니다. 다만 좁은 진찰실에서 서거나 걷는 기능을 검사하는 것은 힘들다.

우선 조금 떨어져 발을 가볍게 벌리고 앞을 향해 맨발로 서게 한다. 사실은 속옷만 입게 하여 하지 전체를 관찰하고 싶지만, O다리인지 X다리인지 아는 것으로 만족한다. 다만 하퇴부의 축을 모르면 이야기가 되지 않기 때문에 무릎 아래까지 바지를 걷어 올리게 한다. 양 발을 가지런히 하고 편하게 서게 하여 전족부의 확대나 종아치 등 전방에서 발을 본다. 그 다음, 양 발로 발끝으로 서게 하여 그 후 한쪽 발로 발끝으로 설 수 있는지를 본다. 이 때 안정되지 않아 흔들흔들 거리면 한 손으로 벽을 가볍게 짚게 한다. 그 자리에서 천천히 제자리걸음을 하게 하면서 교대로 한쪽 발로 서게 하여 체중부하에 의한 발의 형태 변화를 진찰한다. 이 때, 발꿈치가 접지하고 있는지, 무릎이 신전해서 잠겨져 있는지, 무릎이 과신전하고 있지 않는지, 체중부하측의 골반이 내려가 있는지〔트렌델렌버그(Trendelenburg) 현상〕, 몸의 흔들림은 좌우 대칭인지, 비틀거리는 상태는 어떤지 등을 진찰한다.

c.「그럼, 걸어보세요」

유감스럽게 진찰실에서는 걷기에 충분한 공간은 없다. 그러나 쉽게 지치고, 당기는 것 같은 느낌 등의 가벼운 증상은 관찰할 수 없어도 분명한 피행은 알 수 있다. 다음은 복도로 나갈 수밖에 없다. 특히 아이의 보행장애를 진찰하기에 진찰실은 너무 좁다. 대기실에서 부모와 놀고 있게 하고 가끔 관찰하러 가는 것이 오히려 시간절약이 된다. 두 발로 걷는 데는 동적인 안정 상태라고도 할 수 있는 순조로움, 리듬, 대칭성이 중요하다. 이것이 깨지면 파행이 되어 갑자기 에너지 소비가 증대한다. 이 정상 상태에 이르려면 수 미터 이상의 거리가 필요하다. 자세한 보행검사는 진찰실에서는 무리라고 생각하는 편이 좋다.

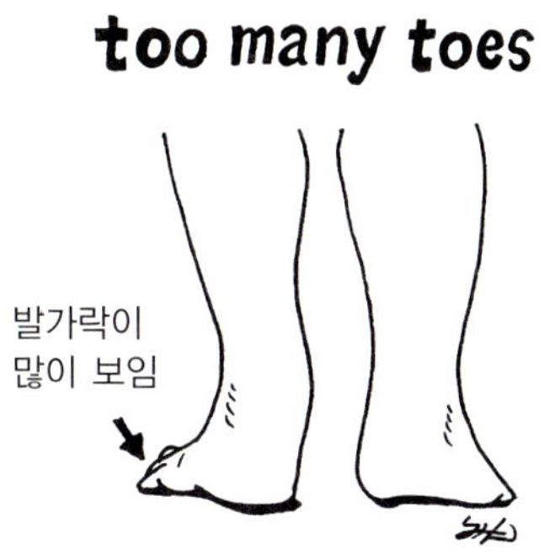

그림 9 PTTD의 징후

d.「뒤를 향해 서세요」

당연한 것이지만 후족부의 관찰은 뒤에서 한다. 하퇴의 축이 보이도록 바지는 걷어 올리도록 한다. 체중부하 상태로 발꿈치의 축이 '八' 자 상태가 되어 있으면 외반이다. 경도의 외반이 정상이며 내반은 모두 비정상이다. PTTD의 특유한 징후로서 'too many toes sign' 이 있는데, 발을 가지런히 하고 서게 했을 때 뒤에서 관찰하면 새끼발가락쪽의 발가락이 많이 보이는 징후로 전족부 외전의 표시이다. 그 자리에서 제자리걸음을 하게 하면 체중부하에 의한 변화를 알 수 있다.

e.「침대에 걸터 앉아 둥근 의자에 발을 편하게 뻗어주세요」

PTTD에서는 당연히 후경골근건의 진단이 중요하지만 족근관절을 중심으로 한 구축, 불안정성의 진찰도 중요하다. 무릎을 굽히고 벌리게 한 후 족관절을 약간 신전위 상태로 하여 내과부위부터 발 내측을 진찰한다. 초기에는 후경골근건의 활막염, 건초염이 있어서 건을 따라 종창과 압통이 있다. 족관절을 외번시키면서 족근관을 만지면 혹의 이동이나 부어있는 듯한 감촉을 얻는다. 진행되어 후경골근건이 파열되면 내번을 명하거나 강제적으로 외번시켜도, 족근관 출구로부터 주상골까지의 사이에 긴장된 건을 만질 수 없다.

PTTD의 초기에는 족관절 주변에 가벼운 활막염을 생각하게 하는 종창이 만져진다. 변형이나 구축이라고 하기보다는 관절의 종창과 이상 가동성이나 불안정성이 눈에 띈다. 무

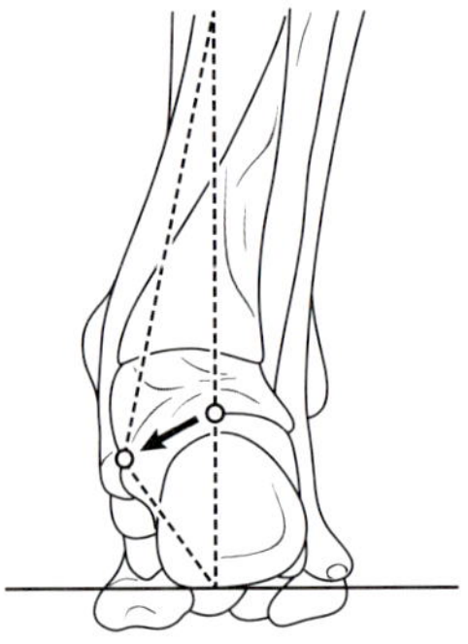

a. 종골의 외반

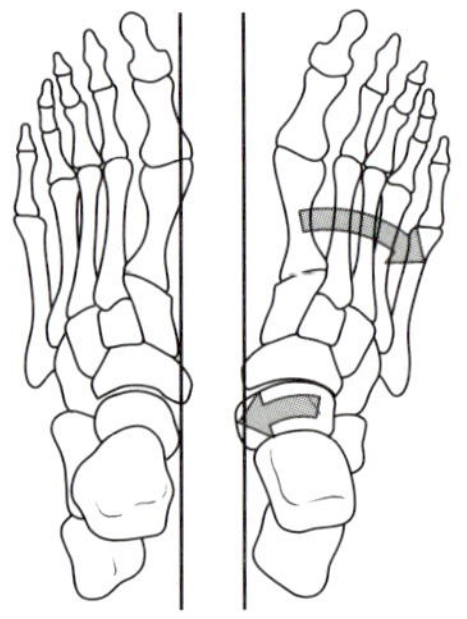

b. 거골골두의 내반, 족부의 외전

그림 10 **배열이 무너진 PTTD의 골격**

릎을 굽혀 족관절을 과배굴하여 발목관절을 고정시키고나서 발꿈치를 잡아 내외반해 보면 거골하관절의 불안정성을 알 수 있다. 단지 PTTD가 후경골근건의 기능부전에 그치지 않고, 그 원인이 되는 염증은 다른 관절이나 인대에도 영향을 주어 관절의 불안정성이 PTTD 변형의 큰 병인이 되고 있는 것을 알 수 있다. 이것에 체중부하가 더해져 변형이 일어나는 것이지만 체중부하축의 방향이 하지의 정렬에 의해 정해지므로 일본인에 많은 O다리는 PTTD를 억제하는 방향으로 작용한다. 동양인과 서양인의 PTTD가 다른 이유는 여기에 있다. 그러므로 종골외반을 억제하기 위해서 내측 쐐기(medial wedge)의 안창을 처방하면 O다리에 많은 무릎의 내측 변형성 관절증을 악화시킨다. 발은 발, 무릎은 무릎만으로 정렬(alignment)을 생각하면 예기치 못한 효과를 낳게 된다.

병기(stage)가 진행되면 관절의 종창이나 불안정성이 안정되어가는 대신에 구축과 변형이 강해진다. 즉, 수동적으로 종골의 외반을 교정하는 것이 어려워져 족부 내측에서 아탈구된 거골골두부를 만질 수 있게 된다. 그에 따라 전족부는 전체적으로 외전되지만 개장족도 진행되고 제1중족골내반이 진행되어 무지외반증이 생기는 경우가 많다. 발 전체로 체중을 지지하고 있기 때문에 한 군데의 이상이 전체로 파급되어 구조가 파괴되므로 전체를 진찰하는 것이 중요하게 된다.

10. 발의 X선 사진 촬영법

a. 족부 2방향

발의 X선 사진의 기본은 발의 체중부하 정면상(배저상, anteroposterior view)이다. 보통, 발의 2방향 촬영의 측면상(lateral view)은 사실 경사영상(oblique view)이다. 정확한 측면상에서는 중족골과 지골(phalanx)이 겹쳐져서 골절이 발견되기 어렵기 때문이다. 그러나 발뼈의 정렬을 보기 위해서는 체중부하 상태에서 정확한 측면상이 아니면 안 된다. 따라서 발 질환을 검사하기 위해서는 체중부하 상태에서 정측면상을, 골절을 찾아내려면 체중부하하지 않은 상태에서 정경사영상을 촬영한다. 체중부하 정면상은 카세트 위에 서서 찍는데 매우 정확한 계측을 하는 것이 아니면 관구(X-ray tube)를 전상방에서 후하방으로 10~15° 기울이면 거골골두부분까지 볼 수 있으며, 관구가 방해가 되지 않고 촬영도 용이해진다.

b. 체중부하 상태

체중부하 상태의 촬영은 간단할 것 같지만 의외로 번거롭다. 정면상에서는 카세트 위에 서게 되고, 측면상에서는 카세트를 마루에 수직으로 세우고 관구를 바닥까지 내리지 않으면 안 된다. 결국은 촬영대 위에 서게 하지만 난간이라도 없으면 상당히 높아 무섭다. 목제로 된 카세트 홀너가 붙은 낮은 받침대와 체중부하하지 않은 상태에서의 측면을 찍기 위한 의자, 간단한 난간을 준비해두면 촬영하기 쉽다.

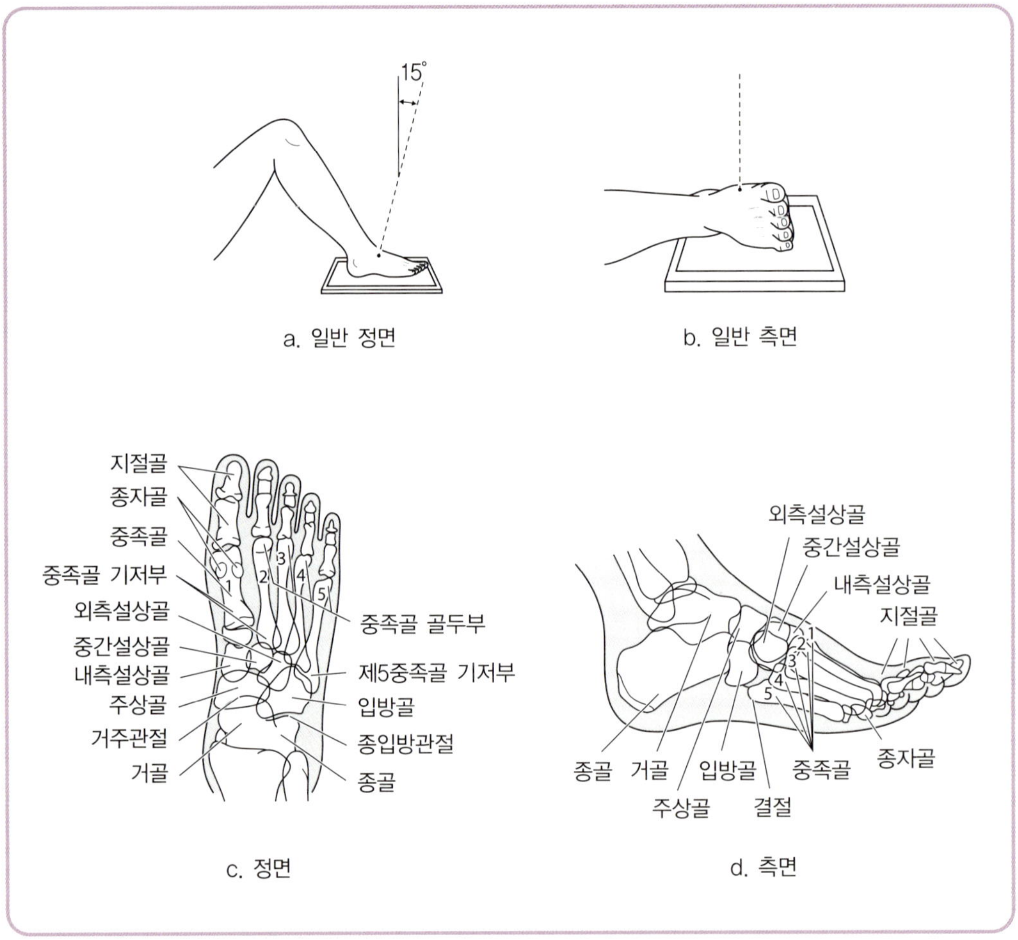

그림 11 일반 X선 사진

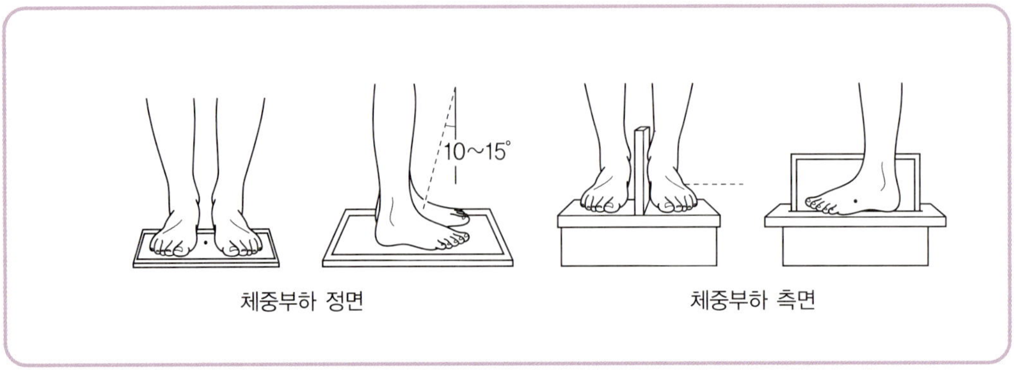

그림 12 체중부하 X선 사진

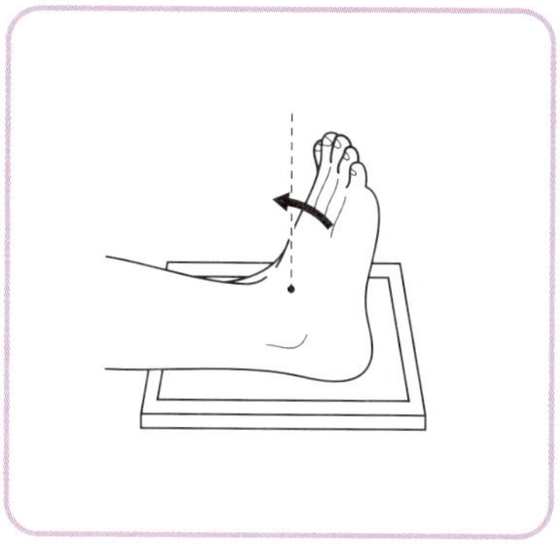
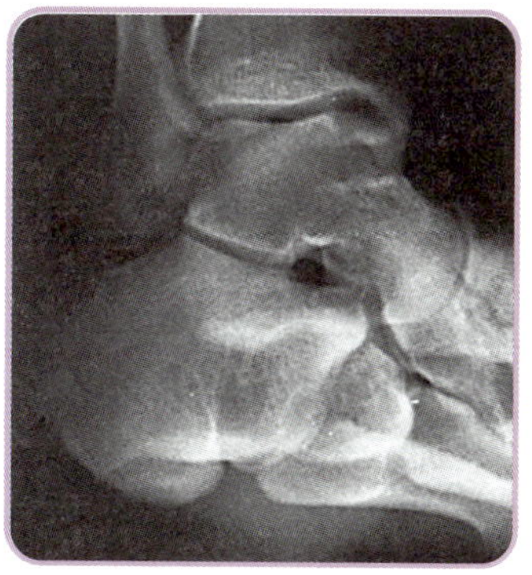

그림 13 족관절 외측경사영상

c. 족관절 2방향

발의 장축은 제2중족골이다. 따라서 족관절 정면 X선 사진은 제2족지가 바로 위가 되는 위치에서 촬영한다. 거골활차의 내과면을 보고 싶으면 무지가, 외과면을 보고 싶으면 제3족지가 바로 위에 오도록 한다. 거골활차는 앞이 넓고 뒤가 좁기 때문에 내과면, 외과면 어느 쪽이라도 관절 틈새를 보고싶으면 족관절은 약간 저굴위치에서 촬영한다. 측면은 발의 내측을 카세트에 밀착시켜 관구축을 수직으로 하여 촬영한다. 이 때, 비골이 경골에 대해서 약간 후방에 위치하도록 촬영하면 판독하기 쉽다.

d. 특수한 촬영법

1) 족관절 외측경사영상(lateral oblique view)(족근동~후거골하관절)

후족부의 후거골하관절이나 족근동을 보는 데 적합한 촬영법이다.

2) 종골 축영상(axial view)

종골결절부나 후골하관절, 중거골하관절을 보는 촬영법이다(다음 페이지 참조).

3) 종자골 축영상(axial view)

종자골의 X선 사진은 정면, 측면 이외에 축영상이 필요하다(다음 페이지 참조).

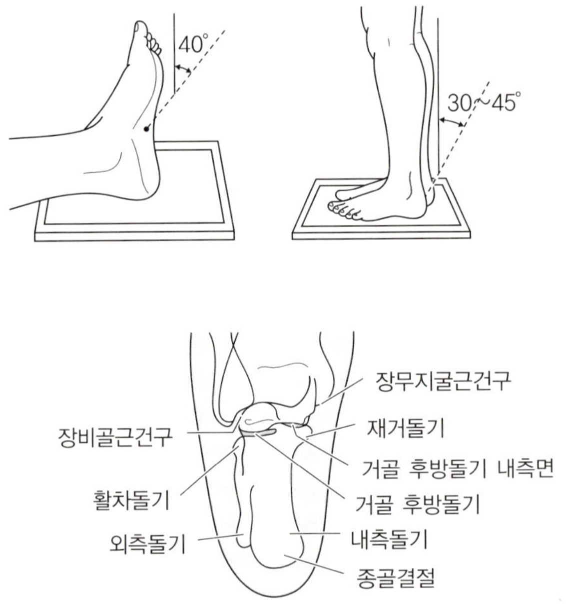

그림 14 종골 축영상

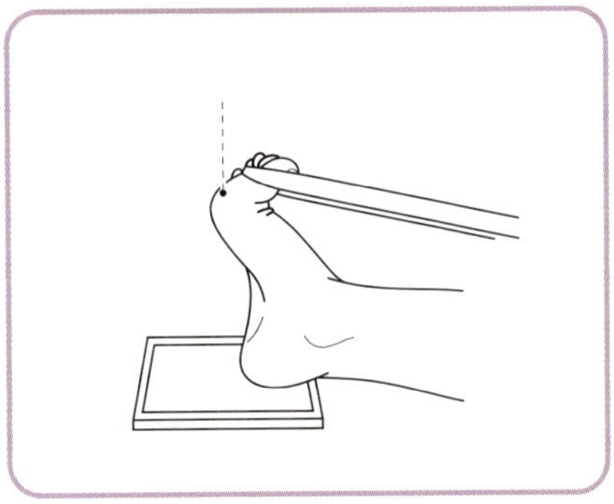
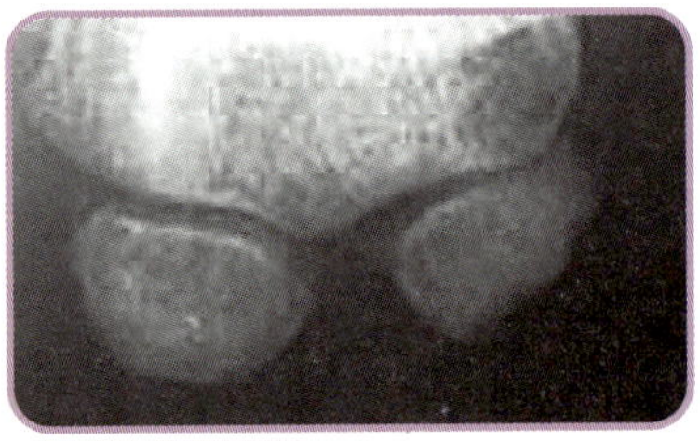

그림 15 종자골 축영상

11. 발의 X선 사진 읽는 법

a. 정신을 바짝 차리지 않으면

'정신을 바짝 차리지 않으면 사물을 보아도 보이지 않는다(心不在焉 視而不見)' 라는 말이 있다. 발의 X선 사진에만 해당되는 것은 아니지만, 막연하게 보는 것으로는 눈에 비쳐도 인식할 수 없다. '거기에 그것이 있을 것이다' 라고 생각하고 보면 쉽게 찾아낼 수 있는 소견이라도 어디서 무엇을 찾으면 좋은 것인지 모르면 결코 발견되지 않는다. 2번째 X선 사진에서 소견이 발견되었을 때 최초의 X선 사진을 다시 보면 '왜 이것을 알아차리지 못한걸까?' 라고 생각하는 경우가 자주 있다. "여기를 보세요." 라고 지적된 바로 그때, 지금까지 안보였던 소견이 갑자기 보이기 시작한다. 그러나 나중이 되어서야 안다거나 가르침을 받고 있어서는 진료할 수 없다.

b. X선 사진은 보조 진단

발에 한정된 것은 아니지만 진단이 머리에 떠오를 때까지 X선 사진을 보지 않는 것이 X선 사진을 읽는 첫 번째 요령이다. 발에서는 문진으로 대부분의 질환을 대체로 진단할 수 있어 진찰로 진단을 확정할 수 있다. X선 사진은 이것을 입증하고, 나아가 치료에 필요한 세세한 정보를 얻기 위한 보조 진단인 것을 가슴 속 깊이 새길 필요가 있다.

X선 사진은 환자에게 설명하여 이해받기에는 좋은 수단이다. 그러나 의사는 골절이 있는지 어떤지 X선 사진을 보지 않으면 확신할 수 없을 정도라면, 제대로 된 판독은 할 수 없다. 문진과 진찰로 제2중족골의 피로골절이라고 진단하여 "지금은 확실하지 않지만 분명치 않던 것이 뚜렷해질 수 있으니 3주가 지나면 X선 사진을 다시 찍읍시다." 라고 말할 수 있을 정도의 기개가 있었으면 좋겠다. 반대로 족배부의 타박이라고 진단하고 "여기에 골절과 같이 보이는 선이 있지만, 전이통도 없고 그림자가 반대측으로 빠지지 않기 때문에 혈관이 뼈에 들어오는 구멍의 음영이지 골절은 아닐 것입니다." 라고도 말할 수 있어야 한다. 원칙으로서 임상 소견이 X선 사진보다도 우선한다.

X선 사진의 망원경

선배가 종이를 말아 망원경과 같이 만들어 X선 사진을 보고 있었던 적이 있다. 장난치고 있다고 생각해 "잘 보이십니까?"라고 했더니 잘 보인다고 했다. 선배가 두고 간 종이통을 보았더니 단순한 종이통으로, 렌즈도 특별한 장치도 없다. 똑같이 종이통에 눈을 대고 X선 사진을 들여다보았다. 이것이 희한하게도 잘 보였다. 너무 진해 아무것도 안 보였던 X선 사진이었는데 종이를 말아 그것을 통해 보면 한밤중의 까마귀가 흰 비둘기와 같이 보여 오니 참 이상하다. 종이통의 끝부분을 필름에 딱 붙여 주위에서 빛이 비집고 들어가지 않게 하는 것이 요령이다, 어두운 것에 눈이 익숙해지면 좀 더 잘 보이므로 밝음 때문인 것 같다. 종이통의 시야 범위에 주의가 집중되는 탓인지도 모른다. 그렇지만 이 방법은 어디를 볼지 정확하게 알 수 없으면 목표는 완전히 빗나가게 된다.

반대로 너무 연한 X선 사진은 비스듬하게 기울여 보면 정면에서는 읽을 수 없었던 상이 보이기 시작한다. 물론 너무 기울이면 아무것도 안 보이게 되므로 조절이 어렵다.

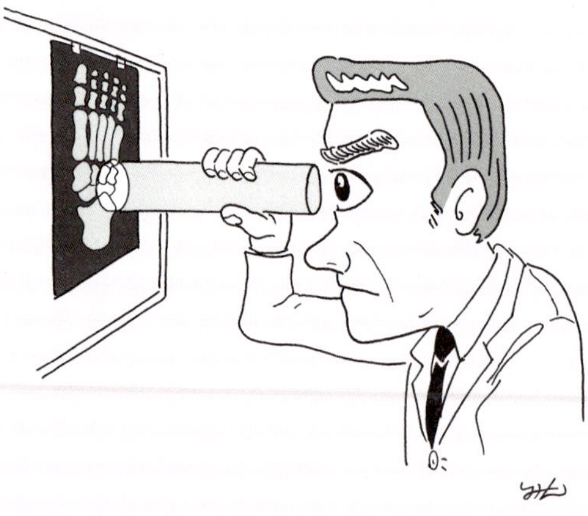

그림 16 둥글게 만 종이 한 장의 절대적인 위력

c. 반대측과 비교하여

두 번째 요령은 결단을 내리지 못할 때 좌우를 비교하는 것이다. 이것도 발에 한정된 것은 아니지만, X선 사진에 자신의 진단에 맞는 소견이 없고 반대로 진단에 맞지 않는 소견이 있어 곤란한 일도 적지 않다. 한쪽 발에 증상이 있고 반대쪽 발에 있거나 없는 X선 사진의 소견이 있으면 질환과 결부되는 것이 많다. 물론, 좌우가 완전히 대칭적일 수는 없지만 어디에 있는지는 알고 있어도 무엇이 있을 것 같다고 말할 수 없는 경우에는 도움이 된다. 단, 대체적인 진단이 된 후 찾는 것이 아니라면 쓸모없는 것이다. 마지막 수단으로서 한쪽을 뒤집어 겹쳐 보는 수가 있다. 정렬의 변화 등 정확하게 계측하지 않으면 찾아내기 어려운 소견을 간단하게 알 수 있다.

d. 머릿속에서 CT를

세 번째 요령은 2방향의 X선 사진으로부터 3차원의 입체를 상상하는 훈련을 하는 것이다. 최근에는 CT나 MRI가 보급되고 3D CT도 있으므로, 단 2장의 X선 사진으로부터 입체 구조를 머릿속에 그리는 훈련이 되지 않게 되었다. 그러나, 입체 구조를 추정할 수 있으면 변형이나 전위를 정확하게 파악할 수 있을 뿐만이 아니라 한쪽의 X선 사진의 소견이 다른 한쪽에서는 어떻게 보여야 하는 것인지를 생각하면서 판독함으로써 쌍방이 합치되면 판독의 정확성을 뒷받침하고, 차이가 있으면 잘못 읽을 가능성을 지적할 수 있다.

종자골(sesamoid)과 부골(accessory bone)

"발에 몇 개의 뼈가 있습니까?" 상당히 많이 받는 질문이다. 거골, 중골, 주상골, 입방골, 제1~제3설상골, 제1~제5중족골, 제1~제5근위지골, 제2~제5중지골, 제1~제5원위지골로 합계 26개, 양쪽 합해서 52개이다. 그러나 여기에 종자골과 부골이 더해지면 몇 개라고는 말하기 어렵다. 게다가 X선 사진에서 세는 것과 해부 사체에서 세는 것은 다르다.

무지IP관절의 종자골은 50% 이상의 사람에게 있지만 지적받고서야 비로소 보게 되는 의사도 적지 않다. 박리골절로 착각하지 않도록, 그 부위만은 기억해 두는 것이 좋다.

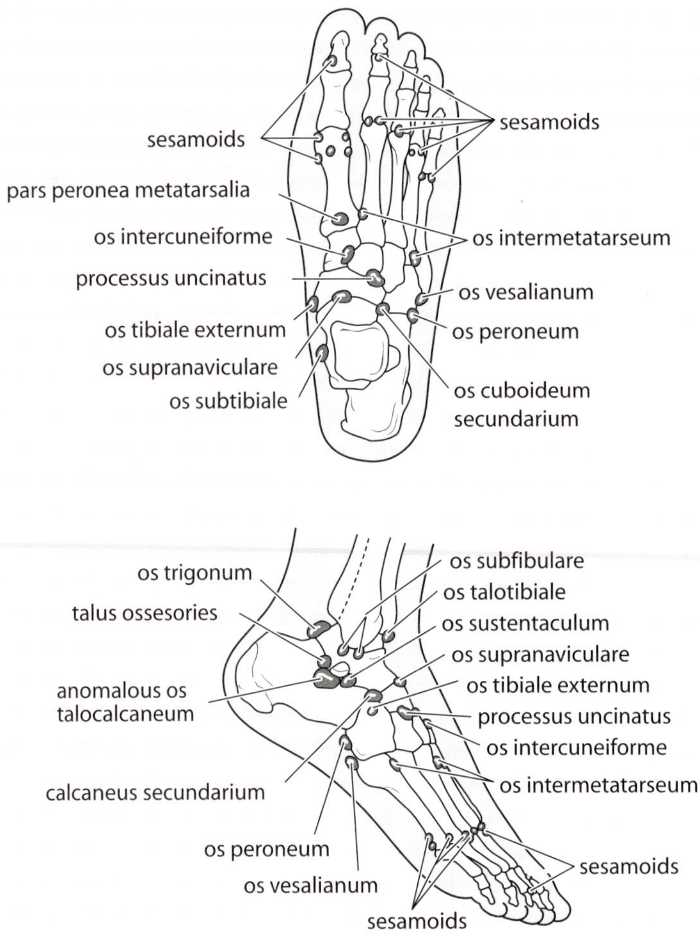

그림 17 수 많은 부골
어쩌면 골절이 아닐지도...

part IV

발의 치료

진단이 내려져 질환의 원인을 알 수 있으면 치료법은 저절로 결정된다. 그러나 인간이 두 발로 걷는다는 것 때문에 발 질환에 대한 대응은 복잡하고 제한적인 것이 된다. 신발과 안창은 발의 치료에서 빠뜨릴 수 없는 중요한 것이다. 서포터나 테이핑, 관절의 고정 장비로부터 석고붕대에 이르기까지 많은 기자재와 테크닉도 필요하다. 수술에는 체중부하, 보행으로부터 스포츠까지의 기능 회복이 요구된다. 중추로부터 가장 멀기 때문에 혈행이나 신경의 취약성이 수술의 족쇄가 된다. 보행은 사회생활에서 가장 기본적인 동작이므로 수술 후의 구체적인 경과를 알고 불편함을 최대한 억제하는 것도 중요하다.

1. 구두 선택

발 통증 원인의 상당수는 잘못된 구두 선택에 있다. 발 통증을 호소하는 환자를 진찰하기 전에 환자가 평상시 신고 있는 구두를 우선 체크해보아야 한다. 발꿈치, 무지중족지절(MTP)관절 내측부, 소지MTP관절 외측부, 중족골 골두부 족저부의 점액낭염이나 굳은살에 의한 통증은 발의 변형과 골성 돌출이 원인이지만 구두의 선택에 따라 상당히 완화시킬 수 있다.

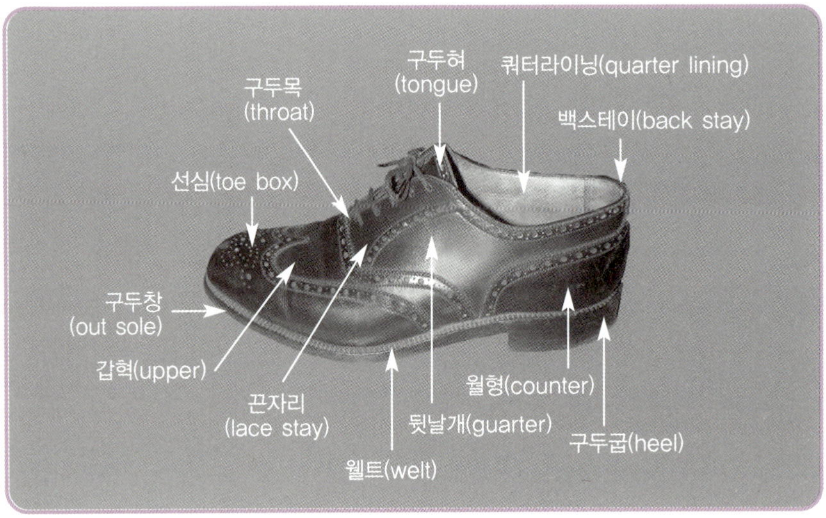

그림 1 구두의 부위 명칭

구두는 하루 일과가 끝난 후 발길이, 발너비, 발둘레를 측정하고 양쪽 모두 신고 걸어보고 나서 선택한다. 구두는 JIS 규격으로 발꿈치부터 가장 긴 발가락 끝까지의 발길이와 중족골골두 부위의 발둘레〔E 또는 EE(2E)라고 하는 표시〕로 사이즈가 표시된다. 어떤 길이와 어떤 둘레의 발인지에 따라 그 구두의 사이즈가 정해진다. 서양에서는 구두의 목형(木型) 사이즈에 의해 표시된다. 또한 구두의 길이와 폭이 같은 표시라도 제조사나 디자인에 따라 치수가 교묘하게 달라 실제로 신어보지 않으면 맞는지 안 맞는지 알 수 없다.

최근 발이 길고 폭이 좁은데 발등이 낮아, 발이 쉽게 지친다고 호소하는 젊은 여성이 증가하고 있다. 구두에 있어서는 서양이 선진국이라고 하므로 건강에 좋은 서양제 여성용 구두가 유행하고 있다. 그러나 이러한 구두에는 길고 폭이 좁은 사이즈에서도 발등이 높은 목형이 사용되고 있어서 길이와 폭이 맞아도 치수가 맞지 않는다. 높고 폭이 넓은 아치발

구두 선택의 흐름과 체크포인트

① 발은 부으면 커지므로 저녁에 발의 길이, 폭 · 높이 · 둘레를 계측하여 구두를 선택한다.

② 구두의 길이는 신어서 발끝을 굽히지 않고 끝까지 넣었을 때 발꿈치 뒤에 새끼손가락이 들어가는 길이가 좋다.

③ 발가락이 들어가는 부분(toe box)이 높으면 안에서 발가락이 자유롭게 움직일 수 있다.

④ 구두의 폭은 무지와 소지의 MTP관절 사이에서 딱 맞는 폭이 좋다.
⑤ 무지의 MTP관절이 구두 안쪽의 가장 넓은 위치에 일치한다.
⑥ 아치받침(arch support)의 위치는 주상골과 같다.
⑦ 뒷날개(quarter)의 높이는 외과 하단보다 1cm 아래, 후연은 같은 높이이다.
⑧ 월형(counter, 발꿈치 옆의 가죽)이 발꿈치를 확실히 잡아주고 있다.
⑨ 발끝밀기(push off)로 인해 MTP관절 레벨의 갑혁(upper)에 주름이 생긴다.
⑩ 발꿈치와 종족궁(longitudinal arch) 사이에 구부러지지 않을 정도로 딱딱한 구두창이 좋다.
⑪ 가능하면 조절할 수 있는 끈구두로, 구두굽은 2~3cm, 뾰족한 끝부분은 내측에 위치해 있다.
⑫ 반드시 양쪽 모두 신고 5분 이상 걸어 본다.

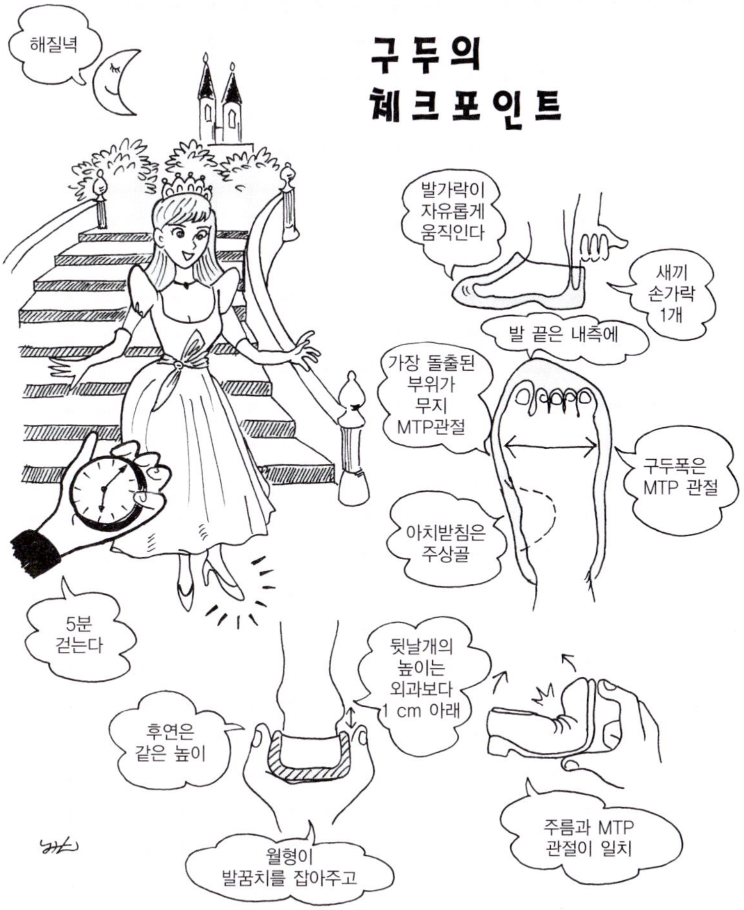

그림 2 구두의 핏팅

침(arch support)을 넣어 발등의 높이를 무리하게 맞추면 발꿈치가 떠서 월형(구두의 뒤 측면에서 발꿈치를 잡아주는 부분)의 후연에 종골이 닿아 아킬레스건 주위염으로 혹이 생기거나 발이 앞으로 미끄러져 전족근관증후군이나 망치 족지가 되거나 한다. 기본적인 요소가 다른 구두를, 단지 넓히거나 아치받침을 높이고 넓히는 것만으로 피트시킨다는 슈핏터(shoe-fitter)도 있으므로 주의가 필요하다. 맞지 않는 구두를 무리하게 신을 수 있도록 하는 것이 슈핏트(shoe-fit)는 아니다. 최소한의 수정으로 맞을 수 있도록 길이, 폭, 발등의 높이를 비롯해 종족궁의 위치, 월형이나 선심(toe box, 발가락이 들어가는 부분)의 형태 등을 고려해 많은 구두를 계통적으로 갖추어 소개하는 것이 슈핏트의 기본이다.

앞에서 말한 것처럼, 구두의 사이즈는 '25 cm의 2E' 와 같이 길이와 둘레로 표시되어져 있다. 그러나 발을 규정하려면 발길이와 발둘레뿐만이 아니라 적어도 폭과 높이, 종족궁과 MTP관절의 위치가 기본적으로 필요하다. 따라서 구두의 사이즈도, 길이, 폭, 높이, 종족궁(종아치의 정점) 위치의 조합 등 모든 것을 갖추어야 하는 것이다. 그러나 구두는 디자인이나 색, 재질로 선택되는 경향이 있어, 모든 사람에게 적합한 사이즈가 갖추어진 구두는 없다. 또한 구두의 길이, 둘레라고 해도 어디를 기준으로 하는지 명확하지 않아 같은 사이즈에서도 목형이 다르면 완전히 달라진다. 특히 여성의 패셔너블한 하이힐 등에서는 신어볼

구두의 선택

구두의 사이즈는 길이와 MTP 관절부(볼)의 둘레로 표시된다. 길이는 5 mm 마다, 둘레는 A, B, C, D, E, EE(2E), EEE(3E), EEEE(4E), F, G로 6 mm씩 커진다. JIS 규격에는 규정되어 있지 않지만 발의 폭은 3 mm씩 커진다. 여성용으로 G는 없고, 어린이용에는 A가 없다. 같은 둘레의 표시라도 길이가 1사이즈(5 mm) 커지면 둘레는 3 mm 커진다. 발폭은 1~2 mm 커진다.

발은 길이, 볼에서의 폭(발너비), 둘레를 측정한다. 발길이는 발꿈치와 제2족지의 끝부분을 연결하는 선을 기준으로 하여 가장 긴 발가락의 끝부분부터 수직선을 내려 그 교차점과 발꿈치까지의 거리를 측정한다. 엄지발가락과 새끼발가락 밑동의 돌출부(metatarsal head)를 연결한 거리가 발너비로 이 부위의 둘레를 줄자로 측정했던 것이 발둘레가 된다. 같은 둘레, 예를 들어 3E에서도 구두의 목형에 의해 폭과 높이의 조합은 여러 가지 있으므로 메이커나 모델에 따라 측정한 발둘레와 발너비에 맞는 구두가 있다고는 할 수 없다. 또한 같은 발길이에서도 발가락의 길이, 아치의 위치(주상골의 위치)가 다르므로 이것도 맞출 필요가 있다. 그러나 여기에 관해서는 규격조차 없기 때문에 운에 맡기고 찾을 수밖에 없다.

지 말지의 기준 정도밖에 되지 않는다. 그 때문에 발 통증이 있는 환자의 구두를 직접 처방하는 것이 곤란하기 때문에 선택하는 방법을 지도하게 된다. 서양에는 슈핏터 제도가 있으며 일본에서도 비공식적이지만 이러한 자격이 생겨나고 있는데 그 수와 질적인 면에서 모두 충분하다고는 할 수 없어 현시점에서는 환자의 노력에 의지할 수밖에 없다.

2. 구두의 보정

발의 변형 때문에 맞지 않는 경우에는 색소로 아픈 부위를 구두에 전사하여 어느 부분인지를 확인하여 구두를 보정한다. 시판 중인 구두가죽용 연화 스프레이와 expander로 통증이 있는 부위의 가죽을 부드럽게 하여 넓히는 것만으로도 많은 증례에서 도움이 된다. 일부분을 누르는 데에는 구형신발신장기(ball and ring stretcher, 그림 3 참조)라는 특수한 공구를 사용한다.

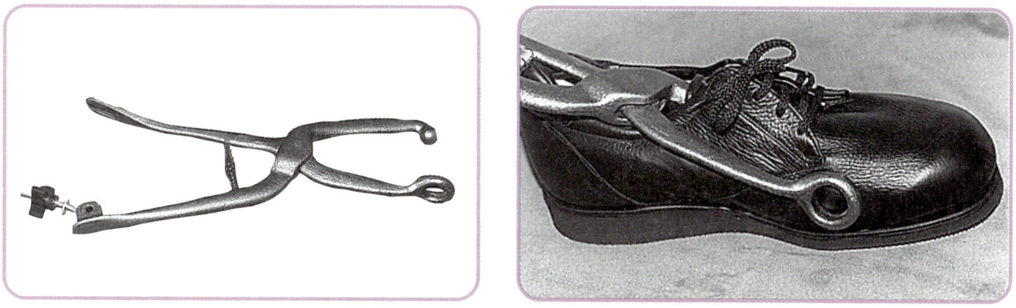

그림 3 구두를 보정한다 –구형신발신장기–

3. 치료구두 -구두창의 연구-

구두창은 직접 대지와 접촉하여 인간과 외부세계를 연결하는 중요한 인터페이스이다. 이것을 조작함으로써 체중부하가 발에 미치는 영향을 변화시켜 발을 치료할 수 있게 된다.

a. 중족골 지지대(metatarsal bar)

나막신의 굽과 같은 것이다. 전족부의 체중부하는 중족골 골두부에 걸려 중족골 골두부 통증이나 Morton 신경종의 원인이 된다. 고무로 된, 나막신 굽과 같이 가늘고 긴 블록을 중족골 중앙부에 붙여 골두부분의 압력을 감소시킨다. 너무 원위부로 가면 골두에 압력이 걸리고, 근위부에 가까워지면 신발끝이 발 디딤의 조기에 닿아버려 없는 것과 마찬가지가 된다. 둥근 밑창(후술)과 마찬가지로 발디딤을 도와 MTP관절의 배굴을 억제한다. 중족골 골두의 배열에 평행하게 두지만, 비스듬하게 되면 발끝밀기(push-off)가 어려워지기 때문에 종아치에 맞추어 옆에 붙이는 경우도 있다.

b. 둥근 밑창(rocker bottom)

'흔들의자와 같은 밑창' 이라는 의미이다. 구두와 나막신의 차이는 여러 가지 있지만 나

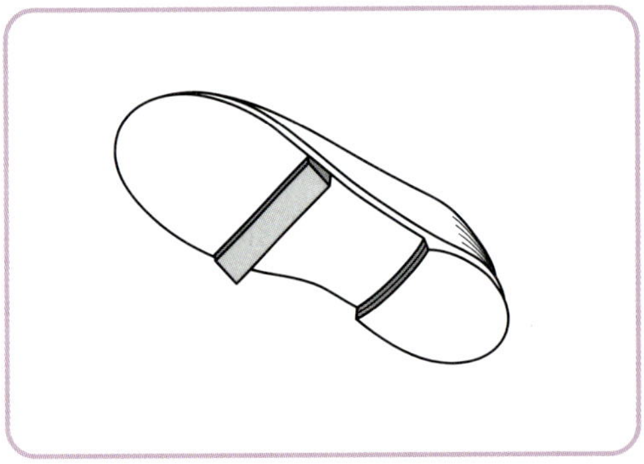

그림 4 중족골 지지대(metatarsal bar)

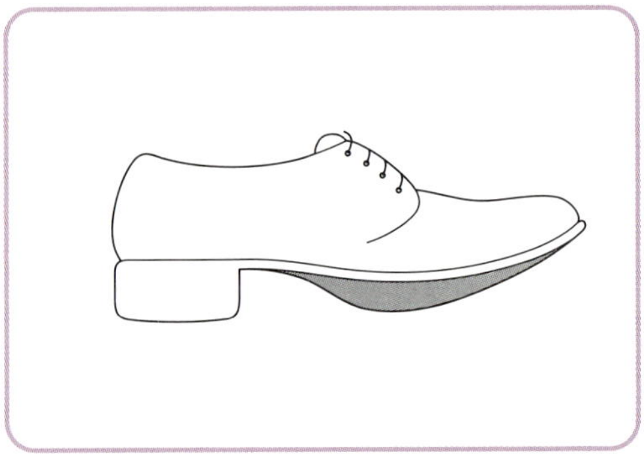

그림 5 둥근 밑창(rocker bottom)

막신은 딱딱하고 MTP관절에서 구부러지지 않는 특징이 있다. 그런데도 종아치에 불편함을 느끼지 않는 것은 나막신의 굽을 중심으로 회전하기 때문이다. 무지강직증이나 족관절 변형성 관절증에서는 발끝밀기할 때 MTP관절이나 족관절의 배굴이 통증의 원인이 되지만, 둥근 밑창으로 하면 관절을 구부리지 않아도 발끝밀기가 가능해져 통증이 감소된다. 족관절 고정술은 자주 시행되는 뛰어난 수술인데, 수술 후에는 둥근 밑창이 필수적이다. 곡률(curvature)과 함께, 중족골 지지대(metatarsal bar)와 마찬가지로 높이 · 위치에 따라 효과가 크게 변화하므로 조절이 중요하다.

c. 플래어 굽(flare heel)

구두의 굽을 넓은 모양으로 하면 발꿈치의 내외반이 안정된다. 보통, 족관절은 내반되어 쉽게 염좌된다. 특히 족관절 외측 인대의 기능부전이 있으면 쉽게 염좌가 반복되기 때문에 굽의 외측을 끝이 넓어지는 모양으로 하면 방지할 수 있다. 중추신경계의 장애로 기립 보행이 불안정한 사람에게도 사용된다. 안정성은 높아지지만 발꿈치가 바닥에 닿을때 발꿈치의 내외반을 방해할 수 있으므로 너무 강한 플레어는 걷기 힘들어진다는 것도 알아두어야 한다.

d. 토마스 굽(thomas heel)

내측이 외측에 비해 앞으로 돌출된 굽으로, 족관절의 회내를 억제한다.

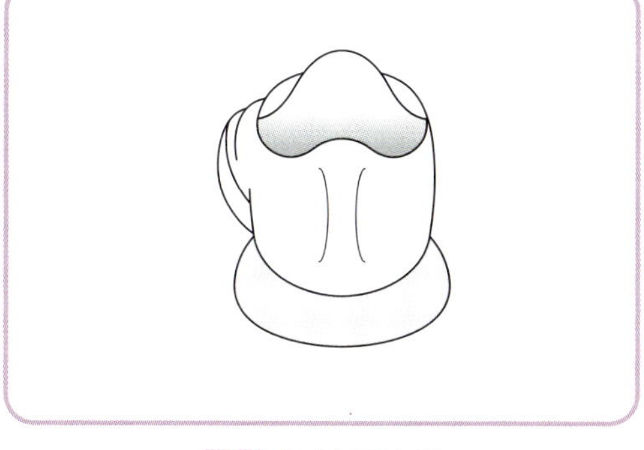

그림 6 플래어 굽

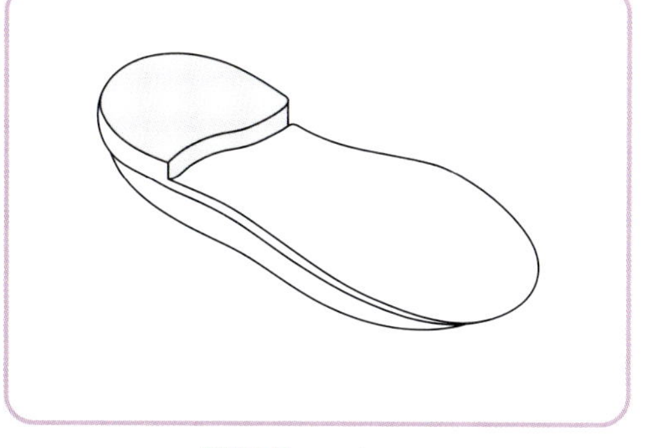

그림 7 토마스 굽

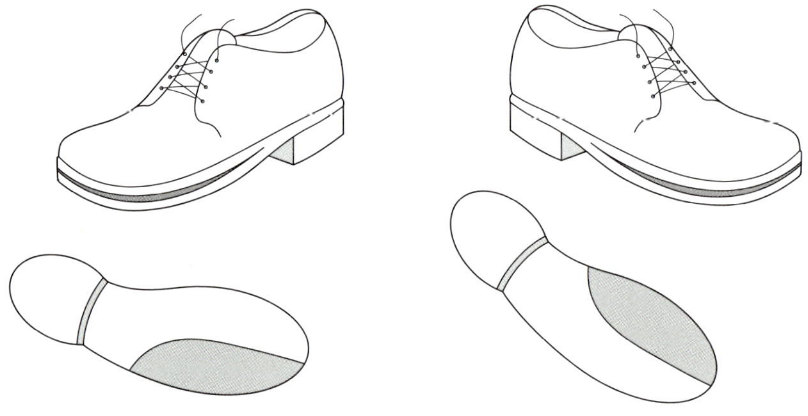

a. 외측 쐐기창　　b. 내측 쐐기창

그림 8 쐐기창

e. SACH

Solid ankle cushion heel의 약자로 굽의 뒤를 비스듬하게 자르고 경질 스펀지를 메운 굽이다. 굽의 후연이 착지할 때 쿠션 역할을 하여 족관절의 운동을 보조한다.

f. 쐐기창(Wedge)

발꿈치와 전족부에 각각 내측과 외측의 쐐기창이 있다. 전족부의 외측 쐐기창은 Chopart 관절에서 회외 억제, 전족부의 내측 쐐기창은 회내 억제, 발꿈치의 외측 쐐기창은 거골하관절에서 종골 내반 억제, 발꿈치의 내측 쐐기창은 종골의 외반 억제를 한다. 각각 조합해 사용하는데, 신고 있는 구두가 닳은 상태를 보고 적절한 쐐기창을 추정할 수 있다. 발꿈치의 쐐기창은 월형과 병용한다.

g. 허리쇠(shank)의 연장

밑창에는 허리쇠라는 강철판이 발꿈치로부터 MTP관절열의 직전까지 들어가 있다. 이것을 발끝까지 넣으면 나막신과 마찬가지로 MTP관절에서의 배굴이 억제된다. 둥근 밑창(rocker bottom)과 병용하면 MTP관절, 족근간관절의 안정에 도움이 된다.

4. 풋 케어(foot care) 용품

예로부터 신발에 의한 발의 통증에 고민해 온 서양에서는 많은 풋 케어 용품이 시판되고 있다. 굳은살이나 티눈에 대한 보호 패드, 아치받침, 구두쓸림 방지 패드, 발꿈치나 발바닥 쿠션, 발가락 세퍼레이터(separator) 등 저렴하고 간단하게 사용할 수 있는 편리한 제품이 일본에서도 시판되고 있다.

a. 패드(pad)

패드는 펠트나 겔 형태의 플라스틱으로 만들어져 압력을 약하게 하기 위한 부드러운 패드와, 지지 또는 압박을 위한 딱딱한 패드의 2종류가 있다. 완충재로서의 패드는 환부를 덮듯이 붙여 신발이나 바닥으로부터의 압박을 분산해 약하게 한다. 주변부에서 체중부하를 지지하여 환부가 압박되지 않게 하는 패드는 환부에 닿는 부분을 링 형태나 U자 모양으로 잘라내거나 얇게 하여 환부에 닿지 않도록 붙인다.

골성 돌출이 강한 경우는, 링 상태의 패드를 주위에 붙여 평평하게 한 후, 완충용 패드(그림 9의 1~12)로 덮는다. 압박을 위한 패드는 일정한 두께와 형태, 경도를 가지고 있어 압박하고 싶은 부위에 붙인다. 압박용 패드(그림 9의 13, 14)는 모두 교정을 위해서 압박하지만 비교적 체중부하를 받지 않는 종족궁(longitudinal arch) 부위, 중족골 중앙부에도 하중을 분담하게 하여 다른 부분에 대한 체중부하를 줄이는 역할도 겸한다.

b. 세퍼레이터(seperator)

무지와 제2족지 사이에 끼우는, 실리콘 고무로 되어 있고 삼각기둥의 형태를 한 무지외반증용 세퍼레이터가 잘 알려져 있다. 그 밖에 빗의 살과 같이 발가락 사이에 끼워 발가락

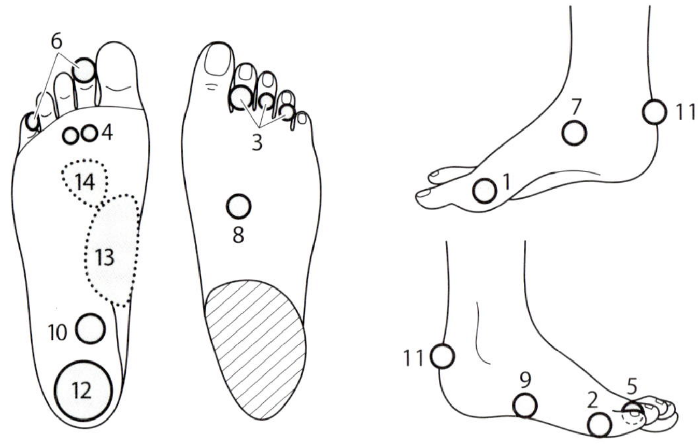

그림 9 각종 패드를 붙이는 위치

1 : 무지외반증의 MTP관절 내측
2 : 소지내반증의 MTP관절 외측
3 : 망치 족지의 PIP관절 배측
4 : 중족골 골두부 저측의 통증을 동반한 굳은살
5 : 발가락 사이의 티눈
6 : mallet toe · curly toe의 끝부분
7 : 통증을 동반한 부주상골 내측
8 : 족근골류(혹)의 배측
9 : 경도 내반족의 제5중족골 기저부 외측
10 : 족저근막 부착부염 · 종골극 · 종골욕의 발꿈치 안
11 : pump bump · Haglund 변형 · 아킬레스건 부착부염 · 아킬레스건 부착부 골극의 후방
12 : 힐 컵(발꿈치에 까는 실리콘으로 된 컵 모양의 완충재)
13 : 아치받침(편평족의 아치를 높이기 위해서 발바닥 종족궁부위에 붙인다)
14 : 중족골패드(개장족의 횡아치를 높이기 위해서 중족골골두 근위부에 붙인다)

사이를 벌리는 것도 있다. 튜브형으로 발가락에 씌워, 인접발가락과의 완충재 역할을 하여 발가락 사이의 티눈에 사용하는 세퍼레이터와 패드 중간의 형태도 있다. '다비(足袋, 일본식 버선)' 는 일본 고유의 세퍼레이터로 최근에는 다비양말(엄지발가락만 분리된 발가락양말), 발가락양말 등 해외에서는 볼 수 없는 제품도 있다.

c. 부목(splint)

무지외반증을 교정하는 부목에는 판스프링이나 딱딱한 플라스틱을 이용한 것으로 야간에 구두를 신지 않을 때에 사용하는 것과 부드러운 플라스틱을 이용한 것으로 신발 속에서 사용하는 것이 있다. 망치 족지를 교정하거나 교차된 발가락을 고정하거나 하는, 발가락 아래에 까는 부목도 있다. 족관절을 고정하는 부목에는, 내과 · 외과의 튀어나온 곳을 본뜬 부목을 서포터로 고정하는 것이나, air cast라고 해서 공기압으로 고정하는 것이 있다.

d. 서포터(supporter)

족관절은 무릎과 마찬가지로, 보온용의 느슨하고 부드러운 서포터로부터 고무밴드, 우레탄, 매직 벨트, 플라스틱의 부목을 짜 넣은 고정력이 강한 서포터까지 여러 가지가 있다. 족관절을 고정할 뿐만이 아니라, 족부 전체를 압박해서 발 근육 펌프(다음 페이지 참조)를 돕는 서포터도 있다.

e. 테이프(tape)

테이핑용 테이프는 피부와의 고착성이 뛰어나다. 그렇지만 피부에 평행한 장력에 대한 고착력은 부착 후 30분 이내에 급격하게 저하되는 것이 실험으로 증명되어 있다. 이것은 얼핏 보면 좋지 않아 보이지만, 반대로 초기의 고착력이 유지된 채로 스포츠를 계속하면

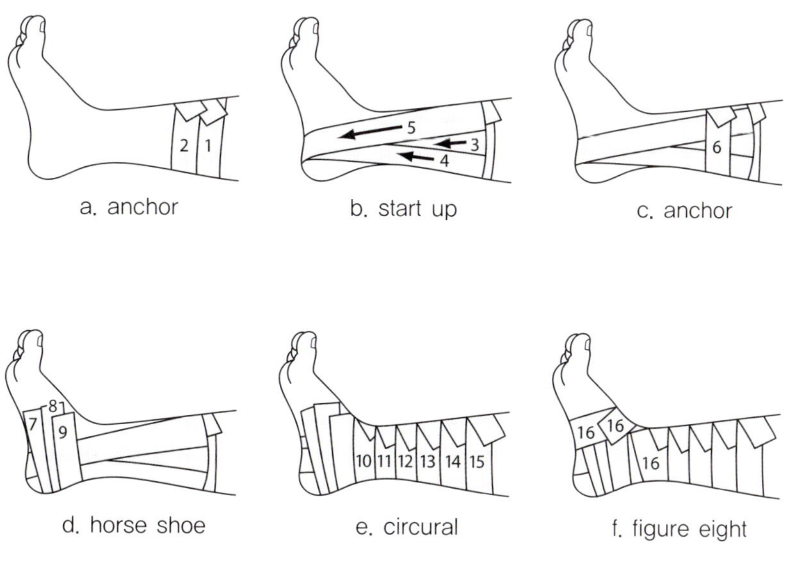

그림 10 족관절 고정용 테이핑

피부는 수포를 형성하여 심각해질 것이다. 테이프와 테이프의 고착력은 훨씬 오랫동안 지속되며 테이프의 신축성도 없기 때문에 테이프를 한 번 감아 테이프끼리 접착하게 하는 것은 너무 꽉 조일 위험성을 안고 있다는 것을 반드시 알아야 한다.

근육의 주행에 따라 붙이는 신축성이 있는 테이프도 판매되고 있지만 피부의 자극에 의한 효과 이상의 것은 생각할 수 없다.

f. 탄성 스타킹(elastic stocking)

신축성이 강한 소재로 만들어진 스타킹이 정맥류 방지용으로 시판되고 있다. 끝부분의 모양, 길이, 조이는 부위와 정도 등 다양한 것이 있다. 신축성이 강할수록 효과가 있지만, 근위부를 너무 꽉 조이면 역효과가 날 수도 있다. 조이는 것만으로는 효과가 적고 걸어서 종아리의 근육을 움직여야 비로소 혈액이 심장으로 돌아와 울혈이나 부종을 경감시킨다.

최근, 이코노미석 증후군(economy class syndrome)이 화제가 되고 있는데, 발로 간 혈액이 심장으로 환류하려면 근육의 운동이 필수적이다. 한 번 모세혈관을 거친 혈액에는 심장으로 돌아올 만큼의 압력이 남아 있지 않기 때문에 1 m 가까운 낙차에 역행해서 심장으로 돌아오려면 혈액을 밀어 올리는 펌프가 필요하다. 정맥은 동맥과 달리 벽은 얇으며 판막이 있다. 이 판막은 원위부에서 근위부로는 혈액을 통과시키지만 근위부에서 원위부로 혈액이 돌아오려고 하면 닫아서 통하지 않게 하는 일방통행의 판막이다. 근육이 이완되어 있으면 정맥도 이완되고 확장되어 혈액으로 채워지지만 근위부에서 원위부로 향하는 흐름은 판막이 저지하므로 원위부로부터만 혈액이 흘러든다. 근육이 긴장하면 정맥은 외부로부터 눌러져 혈액이 배출된다. 이 때 판막에 방해받아 혈액은 원위부 방향으로 흐르지 않고 근위부를 향해서만 흐른다. 1개의 정맥에는 복수의 판막이 있으므로 혈액은 2개의 판막 사이의 공간을 릴레이처럼 근위부를 향해 운반된다.

스타킹으로 너무 강하게 조이면 근육이 이완되어도 정맥은 원위부로부터의 새로운 혈액으로 채워지지 않아 혈액의 순환을 막을 수 있다. 따라서 단지 신축성이 강한 것만으로는 정맥류를 압박만 할 뿐이고 순환을 도와 울혈이나 부종을 개선하지 못한다. 근육이 이완되었을 때에는 압박받지 않고, 긴장했을 때에만 압박이 작용하는 소시지 껍질과 같은 재질 쪽이 오히려 순환 개선에는 바람직하다. 탄성 붕대가 아니라 각반(guêtres)을 감는 편이 좋다고 말하면 너무 구식일까?

g. 컴포트슈즈(comfort shoes)

컴포트슈즈가 유행하고 있다. '컴포트(comfort)' 는 '기분이 좋다' 또는 '쾌적하며 고통이 없다' 고 하는 신발인데 다른 신발이 모두 기분이 나쁘고 불쾌하며 고통이 있는 신발이라는 것은 아니다. 일반적으로 발등이 높아 조이지 않는다는 것 같다. 발꿈치에 쿠션이 들어가 있거나 아치받침(arch support)이 들어가 있거나 깔창이 두껍거나 하는 경우도 있다. 그 때문에 깊은 신발이 많다. 컴포트슈즈가 발에 좋은가 하면 미묘한 문제가 있다. 끝이 뾰족한 하이힐에 비하면 천지 차이이지만, 모든 신발의 장애, 발의 장애가 이것으로 치유되는 듯한 선전은 과대광고라고 하지 않을 수 없다.

계속 맨발로 자란 사람은 별개로 하고, 현대인은 많든 적든 신발로 발의 형태를 지지하고 있다. 특히 중년 이후의 여성은 횡아치가 저하된다. 이 때 측방으로부터의 버팀목이 없어지면 개장족이 악화된다. 특히 무지외반증의 여성은 무지MTP관절의 내측에 통증이 있으므로 여기가 닿지 않으면 좋겠다고 생각하고, 단지 폭이 넓기만 한 구두를 컴포트슈즈나 무지외반증용 구두라고 칭하여 권유받고 구입하고 있다. 그 때문에 중족부로부터 발꿈치로의 측방으로부터의 지지가 없어져 개장족이나 종골외반의 위험성이 증가하고 있다. 게다가 함부로 아치받침이나 안창을 추가하기 때문에 깊이나 두께가 부족하게 되어 발꿈치가 쑥 벗겨지거나, 발등이나 발끝이 닿는다. 그러면 한층 더 폭이 넓은 구두를 권유받아 수렁에 빠지고 있는 케이스가 끊이지 않는다.

너무 넓은 구두의 폐해

최근 무지외반증이 주목받게 되어 신발가게에서는 폭이 넓은 신발, 큰 신발을 권하는 경향이 있다. 환자도 신발이 닿지 않기 때문에 통증이 없어 기뻐하며 권유를 받아들인다. 그러나 무지외반증에 좋은 구두가 폭이 넓어서 엄지건막류(bunion)가 닿지 않는 것은 아니다. 발에는 맞으며, 엄지건막류(bunion) 부분만 닿지 않게 밀어 내어 개량된 것이 좋은 구두이다. '컴포트슈즈' 라든지 '독일의 정형구두', '주문구두' 라고 일컬어지고, 단지 폭이 넓어 엄지건막류(bunion)에 닿지 않는 것뿐이며, 발에 맞지 않는 신발을 신고 있으면 옆으로부터의 지지성이 없기 때문에 개장족이 진행되거나 너무 느슨해 망치 족지가 되거나 한다.

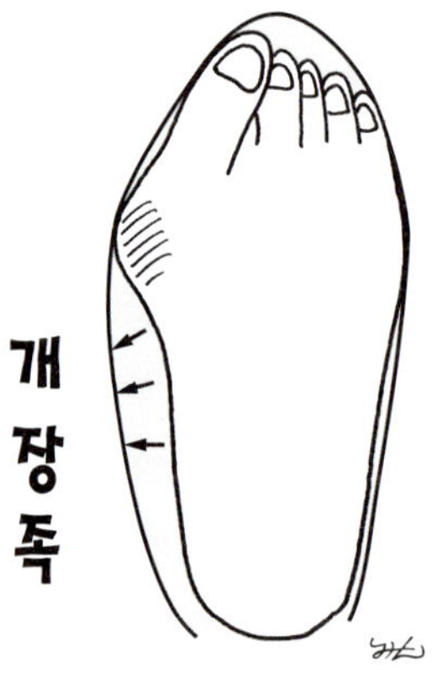

그림 11 폭이 너무 넓은 구두는 개장족의 원인

h. 독일제 정형구두(orthopedic shoes)

꼭 독일제가 아니더라도 정형구두라고 칭하는 구두가 시판되어 왔다. '정형' 이란 'orthopedic' 의 번역어로 'ortho' 는 '형태가 바뀐다', '형태를 바꾼다', 'pedi' 는 '아이' 와 '발' 의 양쪽 모두에 어원을 가진다. 즉 'orthopedic' 이란, '아이나 발의 형태를 바꾼다' 라는 것이다. 일본에 정형외과가 창립되었을 때, '정형' 이라는 말을 만들면서 'orthopedic' 의 번역어로 한 것이다. 절묘한 표현인 것이 '형태를 정돈한다' 는 것이기 때문에 단순히 '아이나 발의 형태를 바꾼다' 보다 훨씬 좋은 뜻을 가지고 있다.

'독일(도이츠)' 이라는 말도 일본인에 있어 특별한 뜻이 있다. '튼튼한, 확실한, 과학적인, 이론적인' 이라고 하는 느낌을 가지고 있는 사람이 많다. 특히 세계대전 전의 의학이 독일로부터 수입되어 최근까지 의사가 독일어에서 유래된 단어를 카르테(진료기록카드, 이것 자체가 독일어이지만)로 쓰고 있었으므로 독일이라고 하면 '의학의 본고장' 이라고 생각되고 있었다. 게다가 일본은 구두를 잘 신지 않으므로 후진국이고 서양은 선진국이라고 생각하는 사람이 많다. 따라서 독일제 정형구두라고 하면 그야말로 과학적인, 견실한, 정형외과의가 치료에 사용하는, 우수한 구두라고 하는 경향이 있다.

그러나 독일과 일본에서는 사회적 배경이 크게 다르다는 것을 알아야 한다. 많은 독일인은 아이 때부터 구두를 신게 하여, 어떤 형태에 끼워 넣는 것이 중요하다고 생각하고 있다. 하루의 대부분을 구두를 신고 보내므로 구두에 맞는 발의 형태가 바람직하다든가, 딱 맞는 같은 발의 형태로 갖추어지는 것이 좋다고 생각하고 있는 경향이 있다. 그에 비해 일본에서는 실내에서는 맨발, 회사에 가도 샌들로 바꿔 신는 경우가 많다. 다행히 구두에 발을 맞춘다는 것은 일본제국육군의 소멸과 함께 사라졌다. 일본에는 아이에게 딱딱한 구두를 신게 하는 습관은 없고 맨발을 장려하는 경향도 있어 반드시 독일의 구두 문화를 그대로 받아들일 필요는 없다.

모리오우가이(森鷗外)*가 독일에 유학하고 있었을 무렵은 편평족의 전성기로, 독일의 대학병원 정형외과 외래 환자의 2/3가 편평족장애로 진단되었다고 한다. 일본제국육군의 군의감까지 된 모리오가이는 편평족이면 행군에 지장이 있다고 하여 징병검사에서 갑종합격하지 않았다. 편평족은 지치기 쉬워 오래 걸을 수 없으므로 딱 맞는 구두로 발의 형태를 결정한다, 라는 생각의 역사는 상당히 오래되었고 그 뿌리는 독일에 있는 것 같다.

의료용이라고 하면 그야말로 효력이 있을 듯해서 양말부터 위궤양 약까지 잘 팔린다. 그러나 만약 그만큼의 효과가 있다면 부작용이나 장애도 동시에 강할 것이다. 정형구두가 의료용 화형(靴型) 장비에 가까운 것이라면 일반적으로 시판되는 의미가 없을 뿐 아니라 위험하기까지 하다.

i. 건강 샌들

지압 샌들, 코르크바닥 샌들, 코끈이 붙어 있는 것, 나무신발 형태 등 건강에 좋다고 여겨지는 샌들이 많이 팔리고 있다. 발에 좋다는 것과 몸에 좋다는 2종류가 있으며, 양쪽 모두에 좋다는 것도 있다. 이상하게도 건강구두라는 것은 잘 보이지 않는다. 샌들이 덥지 않고 바람이 잘 통해서일까? 모두 자극적이라고도 할 수 있을 정도로 딱딱한 바닥으로 스파르타적이기까지 하다. 정신적, 감각적인 면이 많지만 몸에 좋다고 하는 것까지는 아니라도, 발에 관심을 가지게 되기도 하므로 장거리 보행에 신지만 않으면 건강에 좋을지도 모른다. 걷기 편한 신발은 발을 단련하지 않는다는 것인가?

j. 지압용 대나무

지압 샌들과 마찬가지로 발바닥으로부터의 자극으로 발과 몸이 건강하게 된다고 한다. 발바닥의 근육은 손바닥에 비해 잘 발달되어 있다. 발가락을 움직이는 근육인데 그렇게 많은 일을 하고 있을까하고 의문이 들 정도로 발달되어 있다. 아치의 유지에도 관여하고 있

* 일본 메이지 · 타이쇼오(明治 · 大正)시대의 소설가, 평론가, 번역가, 극작가, 의학박사

으므로 언제나 긴장을 강요당해 매우 지치게 된다. 내측 종족궁부위는 보통 압박받지 않기 때문에 지압용 대나무는 어깨를 두드리는 것이나 어깨결림을 주무르는 것과 같아 마사지 · 지압 효과가 뛰어나다. 발도 움직이기 때문에 펌핑 효과로 울혈이나 부종에도 좋을 것이다. 그러나 굵기는 차치하고, '청죽이 좋다', '맹종죽이여야만 한다'라는 것에는 속지 않노록 주의해야 한다. 어쨌든 자연스럽게 즐기며 적당히 발을 움직여 자극하는 것은 건강에 좋다.

k. 발의 경혈, 발바닥 마사지

발바닥 경혈의 지압이 대유행이다. 동양의학은 배우지 않아 경혈이 어떤 것인지는 잘 모르겠지만 발바닥의 신경이 근막을 관통하는 부분은 누르면 기분이 좋다. 작은 근육이 많이 있고 뼈쪽으로 압박할 수 있으므로 이것도 압박하면 기분이 좋다. 하루 종일 걸으면 발바

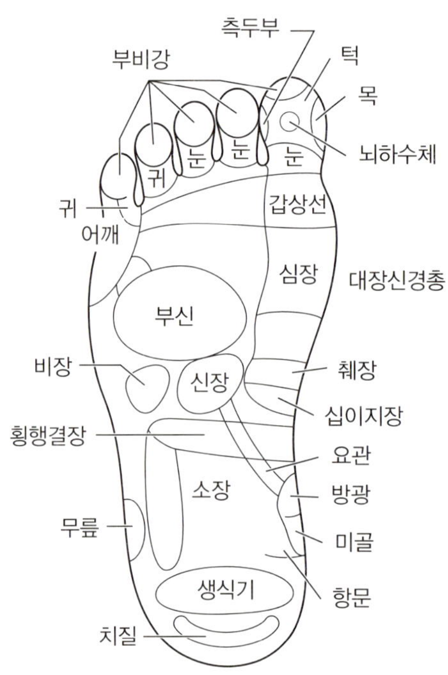

그림 12 발바닥의 경혈

닥의 근육은 부어 가벼운 구획증후군 상태가 되기 때문에 펌핑해주면 좀 더 기분이 좋다. 발바닥에 체내의 병의 근원이 있다고는 생각하지 않지만 하루 종일 일하고 부어오른 발을 눌러주면 기분 좋은 것은 틀림없다.

l. 대체의학, 전통의학

일본에는 침구마사지라는 전통적인 대체의료가 있고 전 세계로부터 대체의료가 흘러들어, 발만 해도 많은 대체 치료법이 발호(跋扈)하고 있다. '미국에서 인정받고 있다', '독일의 자격을 가지고 있다', '프랑스에서 공부했다', '영국에 유학하여 배웠다' 등 다양한데, 외국에서도 행해지고 있는 것을 보증서와 같이 내걸고 있다. 옛날에는 서양 지향이 강했지만 최근에는 동양의 신비 지향이 강해지고 있다. 일본은 원래가 수입 문화인 나라이기 때문에 어쩔 수 없다고는 하지만, 어느 나라에서도 대체의료는 대체의료일 뿐이고, 미국의 의사면허를 일본에서 사용할 수 없는 것과는 의미가 다르다. 마치 외국에서는 훌륭한 치료로서 공인되고 있는데 일본에서만 인정되지 않는 것처럼 광고하는 것이 상투적 수단이다. 대체의료는 한계와 위험성을 분별해 어디까지나 스스로가 책임지고 받는 성질의 것이다.

m. 시판 중인 안창이나 쐐기창

단순한 깔창이 아니라 아치받침이나 중족골패드가 붙은 안창, 또는 족저 쐐기창의 기성품이 시판되고 있다. 구조가 단순하여 간단하게 만들 수 있기 때문에 가격도 비싸지 않고 탈부착도 쉽다. 그러나 패드나 쐐기창의 영향은 반력이므로, 작용하는 힘은 체중에 필적하기 때문에 효과도 뚜렷하지만 잘못 사용하면 부작용도 크다. 의사가 처방한 쐐기창이라도 무릎에 생각지 못한 통증을 일으키는 경우가 종종 있다. 중족골패드가 중족골 골두부에 걸려 오히려 통증이 커지는 환자도 많다. 다만, 많은 시판제품은 높이도 낮고 재질도 부드러운 것이 많고 가격도 그다지 비싸지 않으므로, 사용해보고 아프면 바로 버릴 생각이면 부작용도 적고, 만약 맞으면 횡재하는 것이다. 그 뿐만 아니라 자신의 감각으로 세밀하게 위치를 조절하면 의사나 의지보조기 기사에게 맡겨도 제대로 조절되지 않았던 맞춤 안창보다 좋은 것은 얼마든지 있다. 우선은 고가의 안창을 제작하는 것보다 스펀지나 울 펠트로 만들어진 두꺼운 깔창으로 시험하는 것이 좋은 선택이다.

n. 지팡이(stick)

'넘어지기 직전의 지팡이' 라는 말이 있지만 발뿐 아니라 하지에는 최선의 치료법이다. 그런데 이렇게 바보 취급당하는 치료법도 없다. 확실히, 추하고, 늙어 보이고, 거추장스럽고, 무거운 것 등, 지팡이를 짚지 않는 이유는 끝이 없다. 그러나 하중을 경감시키고 기립이나 보행을 안정시켜 무리한 힘, 타박, 염좌, 골절로부터 하지를 지키는 효과를 단순한 하나의 봉으로 얻을 수 있다는 유리함에는 당해 낼 방법이 없다. 변형성 고관절증 · 슬관절증 · 족관절증, 어떤 치료에서도 첫 번째 선택이다.

단순한 봉이라고 해도 지팡이에는 여러 가지가 있다. 최근에는 유리섬유(glass fiber)로 만들어진 가볍고 튼튼한 지팡이도 시판되고 있다. 컬러풀하고 화려한 모양이 들어간 지팡이도 주문할 수 있게 되어 여성에게도 환영받고 있다. 암이 골반이나 하지에 골전이된 환자가 1개의 지팡이 덕분에 1년 가까이 걸을 수 있는 경우도 적지 않다. 잡기 쉽고, 튼튼하고 가벼운 것이 중요하며, 발 끝에서 15 cm 앞, 15 cm 옆에, 팔꿈치를 30° 구부린 상태로 짚는 길이가 좋다.

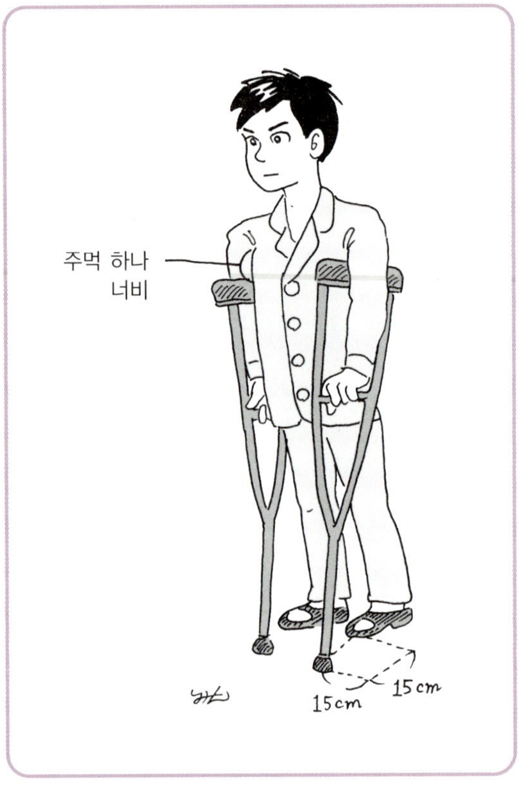

그림 13 적절한 목발의 길이

o. 목발(crutches)

이상하게도 목발은 의료시설에서 준비해서 무료로 빌려주게 되어 있어 건강보험으로는 청구할 수 없다. 목발은 아무리 사용해도 망가지지 않는 것이라고 생각하고 있는 것 같다. 비용을 청구할 수 없다면, 조금 비싸더라도 양질의 목발을 구비하겠다는 의료시설은 적으며, 수요가 없으므로 좋은 것도 좀처럼 개발되지 않는다. 무엇보다 최근에는 재료대로서 하루에 얼마 돈을 징수하는 곳이 증가하였고, 환자도 대여품으로 만족하고 있는 탓인지 불평도 하지 않는다. 덕분에 최근에는 목제 목발뿐만이 아니라 두랄루민(duralumin)으로 만든 가볍고 튼튼하고 길이도 맞추기 쉬운 목발을 구비할 수 있게 되었다.

목발은 액와지지 크러치로 겨드랑에 대는 것이 있어 액와부와 손으로 체중을 지지할 수 있다. 그러나 액와부로 체중을 지지하면 목발마비라고 하여 액와신경마비를 일으키는 경우가 있어 손으로 체중을 지지하는 것이 원칙이다. 지팡이와 같이 15 cm 앞, 15 cm 옆으로, 팔꿈치를 30° 굴곡시켜 만든 길이로 겨드랑이에는 주먹 한 개분의 여유를 둔다.

그 밖에 로프스트랜드 크러치(lofstrand crutch)라는, 1개의 다리, 체중을 지지하는 손잡이, 전완부를 지지하는 커프가 있는 지팡이와, 팔꿈치 크러치(elbow crutch)라고 하는 1개의 다리, 손잡이가 부착된 팔꿈치 받침대를 잡고, 그것으로 체중을 지지하는 목발이 있

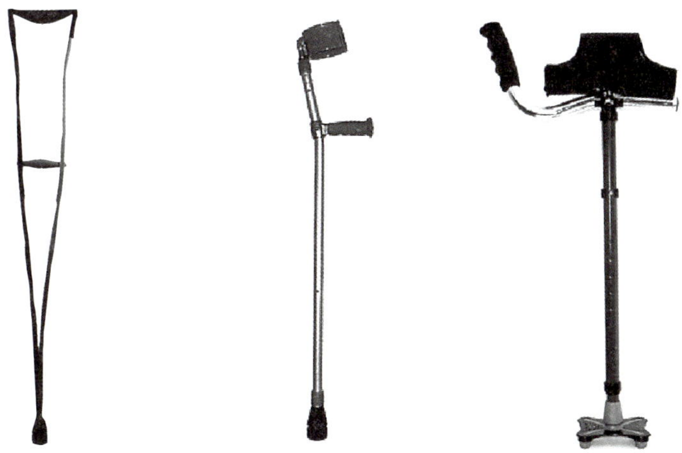

a. 목발　b. 로프스트랜드 크러치 (lofstrand crutch)　c. 팔꿈치 크러치 (elbow crutch)

그림 14 다양한 목발

다. 끝부분이 3, 4, 5개로 나뉘어진 발과, 1개의 손잡이가 달린 목발을, 각각 3, 4, 5각 목발이라고 부른다. 능력에 맞추어 선택하는 것과 조절하는 것, 익숙해지는 것이 중요하다.

팁이라 불리는 끝부분 고무는 오목면이고 허리 부분이 잘록하여 바닥에 평행하게 구부러져 밀착하여 흡착한다. 타이어와 같이 소모품이기 때문에 장기간 사용할 때는 점검, 교환을 잊어서는 안 된다. ice gripper는 쇠장식을 뒤집으면 언 노면(路面)에서 ice pic으로 사용할 수 있다.

5. 안창

안창은 발 아래에 까는 판 모양의 보장구이다. 신발 안에 넣어 사용하는 것을 원칙으로 하지만 일본에서는 맨발로 실내를 걷는 시간이 길기 때문에 밴드로 발에 붙여 사용하는 타입도 있다. 신발, 특히 밑창과는 정말로 표리일체가 되어 기능을 보완하지만 반대로 효과를 상쇄시켜 버리는 경우도 있다.

a. 안창의 종류

그 기능은, ① 재질과 두께에 의해 압박력을 변화시키고, ② 형상(요철)에 의해 체중부하 분포를 변화시키고, ③ 경사에 의해 정렬(발위치)을 변화시키고, ④ 길이나 강도에 의해 MTP관절을 중심으로 관절의 운동을 억제하는 것이다. 각각은 밀접하게 관련되어 서로 영향을 주고 있으므로 하나의 인자를 변화시키면 다른 인자도 변화하여 전체의 효과가 바뀌어 버리기 때문에 이것을 예측하는 것은 어렵다. 또한 기립 시와 보행 시의 기능은 달라 효과가 상반되는 일도 적지 않기 때문에 기본적인 작성의 지침은 있지만 최종적으로는 환자의 감각에 의지하여 시행착오를 반복해 타협점을 찾게 된다. 따라서 획일적으로 아치받침, 중족골패드를 붙인 안창을 적용시키는 것은 위험하다.

b. 안창과 신발

1) 안창을 넣으면 신발이 맞지 않는다

당연한 이야기이지만 발에 맞았던 신발에 안창을 넣으면 신발은 발에 맞지 않게 된다. 너무 큰 신발에 깔창을 깔아 발에 맞추는 것을 생각하면 당연하다. 그럼 안창, 깔창 크기만큼 큰 구두를 사면 좋은가? 그렇지는 않다. 신발은 1사이즈 커질 때마다 길이가 5 mm, 발가락의 밑동에서의 둘레가 3 mm 증가한다. 단순하게 원형이라고 생각할 수는 없지만, 원형이라고 한다면 $2\pi r$, 최근에는 π를 3으로 가르치고 있는 것 같으므로 $\triangle 2\pi r = \triangle 3$ mm로 반지름이 50 mm 정도라고 하면, 0.5 mm 정도 밖에 높이의 변화는 없다. 얇은 안창이라도 2~3 mm는 되므로 높이에 3 mm의 여유가 나오기 위해서는 6사이즈나 큰 신발을 사지 않으면 높이가 꽉 끼게 되는 계산이 나온다. 물론 발가락 끝이 앞으로 밀리고 끈 신발은 높이에 여유가 있는 신발이 많기 때문에 1사이즈나 2사이즈 크면 들어가기는 하지만 발등이 조이거나 발꿈치가 떠 벗겨지기 쉬워지거나 하게 된다. 그러므로 신발을 결정하고 나서 안창을 만들면 우선은 맞지 않는다. 따라서 안창용 신발이 필요하게 된다. 안창을 먼저 만들고 나서 신발을 찾지 않으면 안 된다.

2) 안창용 신발

안창용 신발은 처음부터 안창이 들어가 있어 탈착이 자유로운 구두이다. 유감스럽게도 안창용 신발은 일본에서는 일반적으로는 시판되고 있지 않다. 그 때문에 서양의 안창용 치료구두, 정형구두를 수입하게 되지만 일반적이라고는 할 수 없다. 거기서 이른바 컴포트슈즈로 만들어져 수입되고 있는 신발 중에서 깔창이 두껍고, 꺼낼 수 있는 것을 선택하거나

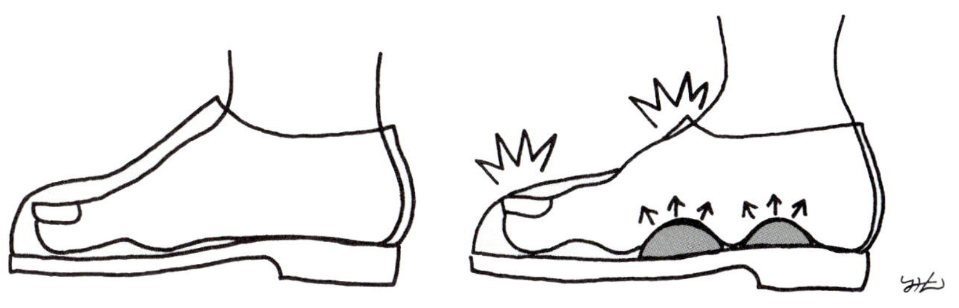

a. 발에 맞는 신발　　b. 안창을 넣으면 힘들어진다

그림 15 안창과 신발

안창을 만든 다음에 안창을 붙일 신발을 선택할 수밖에 없다. 안창을 넣는 데 적합한 바닥이 깊은 신발은 남성구두에는 있어도 여성구두에는 드물다. 게다가 여성은 색과 디자인에 집착할 뿐만 아니라, 끈구두 자체를 싫어한다. 그 중에서도 펌프스, 하이힐은 최대한 얇은 안창을 제작하기 때문에 느긋하게 찾는 수 밖에 없다. 최근에는 아치받침을 넣은 신발도 있는데 그것을 떼어낼 수 없는 경우는 안창을 그 위에 겹쳐서 넣을 수는 없다.

3) 신발 없는 안창

insole이란 신발의 안창이므로 신발을 신지 않고서 사용한다고는 생각할 수 없다. 그러나 일본에서 특히 중년 이후의 여성은 실내에서 맨발로 보내는 시간이 길기 때문에 신발에 넣는 안창을 제작하더라도 착용하는 시간이 짧다. 그래서 밴드를 붙여 직접 발에 장착하는 신발 없는 안창을 만드는 일도 적지 않다. 그 경우에는 밑창이 없기 때문에 아무리 실내에서만 보행한다고 하더라도 어느 정도 강도가 필요하기 때문에 두꺼운 안창이 된다. 또한 다다미에서의 생활을 고려하는 경우에는, 앉고 일어설 때 잘 사용하는 쪽 발로 딛는 것을 생각하지 않을 수 없다. 그 때문에 무지강직증용 MTP관절 운동을 억제하는 안창이 아닌한 MTP관절을 제외한 짧은 안창이 된다. 밴드를 붙여도 위치가 어긋나기 쉽기 때문에 안창을 착용하고 그 위에 양말이나 버선을 신는다. 그러나 안창은 깔창으로 만들어지는 것이므로 가능하면 일본 가옥 안에서도 얇은 실내화(캔버스화)를 슬리퍼 대신 신게 하여 그 안에 넣는 편이 만들기 쉽다.

c. 안창의 요소와 효과

1) 기반

밑창에 맞춘 깔창으로 신발 안에서 어긋나지 않게 형태를 맞춘다. 채형 캐스트로 발꿈치, 중족골골두, 발가락 끝부분의 팽창, 내측중족궁부위, MTP부위의 함몰을 본뜨는 것과 동시에 체중부하 상태에서 바닥면의 압박에 의한 변형도 찍어낸다. 주변의 보강은 발의 편평화를 억제함과 동시에 안창의 강성을 높인다. 구부러지지 않는 딱딱한 재질로 발끝까지 만들면 구두의 허리쇠(shank)를 연장해서 MTP관절의 배굴(발끝밀기)을 억제하는 기능을 대신하게 된다. 오목한 부분을 만들기 위해서는 그 깊이 이상의 두께가 필요하게 된다. 경도의 내측 및 외측 쐐기창을 붙일 수가 있다.

2) 아치받침(arch support)

종아치를 아래로부터 지탱한다. 주상골 전방 가장자리를 정점으로 하며 너비는 원위부가 중족골두부, 근위부가 종골결절부 전방 가장자리, 내측이 주상골 내측결절, 외측이 장무지굴근건의 아래이며, 높이는 체중부하 상태에서 깁스로 기준을 결정하여 조절한다. 아치받침은 본래 체중부하를 지지하지 않는 내측 종족궁부위에서 하중을 분담하므로 다른 부분의 체중부하를 경감시킨다. 아치받침을 높게 하면 제1중족골 골두부와 발꿈치부위의 압력은 감소된다. 이것은 내측 종족궁부위에서 체중을 지지할 뿐만 아니라 내측 쐐기창으로 작용하여 발을 내반시켜 외측의 체중부하 분담을 증가시키기 때문이다. 무릎을 내반슬(O다리)로 만들면 내측으로 체중부하가 이동하므로 내측의 변형성 슬관절증을 악화시킨다. 이 경우에는 전체적으로 외측 쐐기창을 붙여서, 내측 쐐기창 효과를 상쇄시킬 필요가 있다.

발이 강체(rigid body)이면 이것으로 해결되지만 실제로는 발은 새로운 밸런스를 향해서 변형되고 정렬도 바뀌므로 실제로 시도해보지 않으면 알 수 없다. 아치받침으로 내측을 높이면 족부는 내반되고 무릎도 내반되어 체중부하선은 외측으로 이동할 것이다. 그러나 원래 거골하관절에서 종골의 외반이 있으면 중립위치로 돌아오게 되고, 거골하관절의 이상 가동성이 크면 내반 효과가 흡수되어버리는 경우도 있다.

3) 중족골 패드(metatarsal pad)

원위부의 횡아치를 지지하여 중족골 골두부에 대한 압박력을 감소시킨다. 제2중족골 원

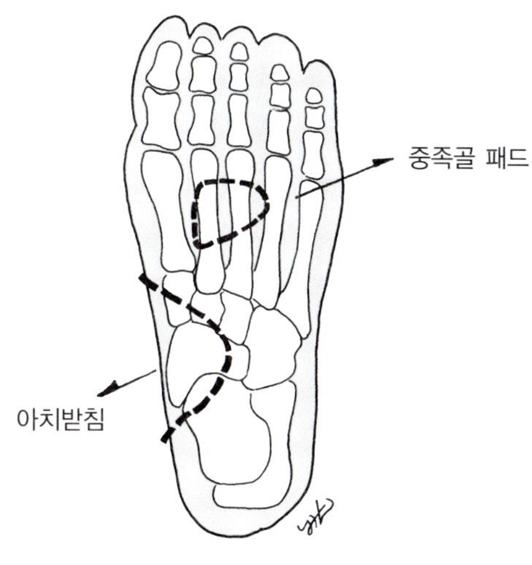

그림 16 기초가 되는 안창

위부를 정점으로 하여, 내측 · 근위부쪽은 좁고 외측 · 원위부쪽은 넓은 직각삼각형에 가까운 형태이다. 골두부를 밀어 올려 횡아치를 지지하는 경우에는 골두의 바로 아래에 둔다. 골두부의 압박력을 줄이는 경우에는 골두부의 바로 아래를 피하고 그 근위부 근처에 둔다. 위치에 따라 압력을 증가시키기도 하고 감소시키기도 하는 완전히 상반된 기능을 하므로 위치 설정에는 세심한 주의가 필요하다. 패드의 높이는 변형이나 압력의 집중 정도에 따라 결정하지만, 실제로는 시행착오에 의해 정해진다고 해도 틀린 말이 아니다.

4) 움푹한 곳

압력이 집중하는 부분을 오목하게 하여 압력을 경감시킨다. 중족골 골두부가 가장 많지만 발가락 끝, 발꿈치에도 필요한 일이 적지 않다. 함몰의 깊이, 스펀지 등 부드러운 재료를 채울지 어떨지는 변형의 정도와 딱딱함에 의해 결정하고, 기립, 보행시켜 조절한다.

d. 실제로 만들려면

의지보조기 기사에게 부탁하는 것이 보통이다. 진단과 치료하고 싶은 증상을 말하고 안창에 기대하는 효과부터 필요한 요소, 조건을 처방한다.

1) 처방과 본뜨기

무지외반증으로 제2중족골 골두부통증이 있는 환자를 대상으로 제작하는 사례를 아래에 설명한다. 종아치와 횡아치의 개선과 제2중족골 골두부의 압력 경감을 위해서 아치받침과 중족골패드를 붙인다. 경우에 따라서는 제2중족골 골두부의 함요를 만들기도 한다. 신발 안에 넣는 것과 맨발일 때의 양쪽 모두에서 사용하는 겸용형 안창을 제작시킨다.

우선 환자의 발에 아치받침의 정점의 위치, 내측 가장자리의 높이, 중립 상태로부터 들어 올리거나 또는 내리는 범위를 피부 연필로 표시한다. 그 다음에 중족골패드의 위치 및 범위도 표시한다. 중족골 골두부통증이 있는 경우에는 패드의 위치는 골두부를 피하고 근위부 쪽으로 하며 골두부에는 오목하게 만들기 위한 표시를 한다. 발꿈치의 지지대가 필요하면 가장자리의 높이도 표시한다. 본뜨기는 캐스트를 감은 후에 발바닥에 체중을 실어 체중부하 상태에서 발 형태를 채취해 피부 연필의 마크를 캐스트에 전사한다. 부위를 확인하고 본 뜬 위치로부터 어느 정도 높게 할 것인지 또는 낮게 할 것인지 그렇지 않으면 그대로 할 것인지, 딱딱한 정도는 어떻게 할 것인지를 재차 지시한다.

여기까지가 클리닉에서 행해지는 작업이지만 입으로 말하고 그림으로 표시해서 발에 피부 연필로 표시하여 본 뜬 캐스트에 표시해서 지시하지 않으면 생각대로 할 수 없다. 신발이 정해져 있는 경우는 안창의 크기도 지정한다. 물론 재질, 두께, 강성, 벨트의 위치, 표면의 성질과 상태도 지시한다. 의지보조기 기사의 지식과 경험을 도입하여 작성 가능한 지시를 내려야 한다. 또한 조금 이론으로부터 벗어나더라도 가능한 한 가볍고 얇게 하는 것이 환자가 많이 사용하게 하는 요령이다. 모름지기 보장구는 장식용으로만 사용해서는 효과가 없다.

고형 폴리우레탄에 의한 채형 : 다공질 고형 폴리우레탄인 Tritt-sham™(Berwermann)과 Abdruck Schaum™(Otto Bock)은 족저면의 체중부하압력 채형용으로 개발되었다. 이것을 밟으면 눈에 발자국이 나는 것처럼 체중부하압력을 반영한 발자국을 채형할 수 있다. 이것을 바탕으로 안창을 제작하는데, 캐스트 제형보다 압력이 균등하게 되어 용이하다. 작성 과정은 거의 같다.

스캐너와 컴퓨터에 의한 채형 : 유리면의 반대측으로부터 발바닥을 스캔하여 유리면으로부터의 거리를 측정한다. 각 점의 값을 직접 측정할 수 있으므로, 수틀을 제작하지 않고 직접 깎아내는 것이 가능하다. 또한 자의(恣意)적인 보정도 숫자의 조작으로 가능하고, CG로 시뮬레이션하면서 보정할 수 있어 바로 새로운 안창을 만들 수 있다.

2) 공장에서의 제작

본뜬 캐스트를 공장으로 옮겨 몰드에 석고를 흘려 수틀을 만들고, 표시한 것도 다시 전사한다. 여기서 의지보조기기사는 자신의 경험이나 생각에 근거해 의사의 지시를 구상화하기 위해서 석고로 완성된 수틀 위에 석고를 쌓아올리거나 깎거나 하여 수틀을 보정한다. 이 수틀에 근거하여 안창의 형상이 정해지며, 기반이 되는 심재 위에 우레탄폼 등의 쿠션재로 형상을 만들어 표면재로 덮어 제작한다. 안창은 성능, 내구성, 가벼움, 가격의 미묘한 밸런스를 잘 맞추어야 한다.

3) 임시 맞춤

어려운 증례에서는 표면재로 덮어 마무리하기 전에 임시 맞춤을 실시한다. 지시한 대로 만들어져 있는지, 위치와 높이가 적절한지, 의도한 효과를 얻을 수 있는지 등을 체크한다. 실제로 안창 위에 서게 해보지 않으면 위치와 높이를 구체적으로 지시할 수 없는 경우가 많기 때문에 환자에게 어떤지를 물어 조절한다. 이것을 공장에 가지고 돌아가 완성시킨다.

4) 구두의 구입

완성한 안창을 실제로 구두에 넣어 착용한다. 미리 맞춘 안창용의 깊은 끈구두(extra depth shoes)로, 원래 들어 있던 깔창을 꺼내고 그 두께에 맞추어 제작한 안창을 넣을 때는 문제는 적다. 한쪽만 제작하는 경우에도 반대측은 원래 들어가 있던 깔창을 그대로 하면 다리 길이의 차이는 생기지 않는다.

그러나 일반적인 구두를 신고 싶은 경우에는 구두 선택이 중요하면서도 어렵다. 사이즈가 맞았던 원래의 구두에 안창을 넣으면 불편하거나 발꿈치가 벗겨지기 쉬워지는 것은 당연하다. 따라서 구두를 살 때 안창을 가지고 갈 수 밖에 없다. 발꿈치부위가 깊고, 깔창은 두껍고 떼어낼 수 있으며 발등부분이 깊은 끈구두 중에서 종래의 사이즈를 참고하여 찾는다. 안창은 발의 둘레를 크게 하므로 E리면 2E, 2E라면 3E라는 식이 된다. 구두 끝의 두께가 좁아져 발길이도 불편하게 되므로 1사이즈나 2사이즈(5 mm나 10 mm) 큰 것을 선택하면 발둘레도 자동적으로 3 mm나 6 mm 늘어나게 된다. 어쨌든 안창을 실제로 넣어보고 선택해야 한다.

하이힐은 논외이지만 어떻게 해서든 펌프스에 안창을 넣어 신고 싶다는 사람에게는 얇은 깔창 위에 낮은 아치받침과 중족골패드를 붙여, 발목에 벨트가 붙은 펌프스를 선택하게 하는 것이 좋다.

5) 착용과 조절

실제로 구두에 안창을 넣어 끈 매는 방법을 조절하여 서서 걷게 해본다. 발끝이 닿지 않는지, 발꿈치가 뜨지 않는지, 발등이 너무 꼭 죄이지 않은지, 무지, 소지의 MTP관절이 닿지 않는지, 일반 구두를 선택할 때 시행하는 체크는 반드시 실시한다. 안창에 대한 불평의 대다수는 안창 그 자체보다 안창을 넣은 결과 구두가 맞지 않는다는 것이다. 너무 작은 구두의 부적합에 의한 것이 많다.

구두 안에서 안창이 올바른 위치에 있는 것도 중요하다. 안창이 올바르게 만들어져 있어도 구두 안에서 어긋나 있으면 발에 맞지 않는 것은 당연하다. 중족골 패드와 중족골 골두부의 함요 위치를 목표로 하여 안창의 위치를 맞추어 양면 접착테이프로 고정한다. 맞으면, 중족골 패드의 위치 외에는 몇 주 안에 익숙해지는 경우가 많기 때문에 통증이나 불편이 심하지 않은 경우에는 우선은 몇 주 동안 신게 해본다. 그래서 괜찮으면 접착제로 접착한다.

처음에는 좋아도 신고 있는 동안에 효과가 없어지거나 불편이 발생하는 경우도 있으므로 착용 후 1개월, 3~6개월, 1년에 체크하는 것이 중요하다. 약과 마찬가지로 효과가 뛰어난 안창을 만들려고 하면 부작용도 크다. 특히 위치가 맞지 않으면 오히려 역효과가 많다. 처음부터 한 번에 맞는 것은 없다고 생각하고 조절하는 것을 망설여서는 안 된다. 환자의 감각에 의지하므로 이것을 중요시하고, 발바닥의 발적이나 굳은살, 안창이 눌린 형태나 땀이 배는 위치를 보면서 조절해 간다. 첫 회는 주저앉기 쉬운 완충재를 사용하고, 장기간 체중부하의 결과를 채형하여, 다음번부터 그것을 참고로 딱딱한 완충재로 효과를 높여 가는 것도 한 방법이다.

캐스토로 본뜨고, 수틀을 제작해서 완전한 오더메이드로 제작하는 안창이 이상적이며 정교하게 했을 때의 효과는 크지만 채형으로부터 임시 맞춤, 착용, 조절, 완성의 과정을 생각하면 1주일에 한 번 의지보조기 기사가 내원하는 상태에서는 완성까지 기간이 오래 걸리고 피드백도 어렵다. 또한 현재의 건강 보험으로는 채형료 700점이 전부여서 다른 것은 해도 하지 않아도 같은 상황에서는, 대학 등 특수한 시설 이외에서는 불가능하다.

e. 그 이외의 작성법

1) 직접 발에 맞추어 안창을 변형시킨다

어떤 방법을 사용하더라도 안창의 제작은 공장에서 이루어지므로, 조절에 시간이 걸려 피드백을 하면서 시행착오를 겪으며 마무리하는 것은 어렵다. 따라서 열가소성의 특수한 플라스틱제의 기반을 가열해 그것을 밟아 변형시켜 직접 형상을 본떠 그 자리에서 제작하는 방법이 있다. 지지재와 표면재를 접착시킬 필요가 있지만 기본적으로는 1장의 기반이 변형되는 것이므로 제작과 조절 모두 쉬우며 피드백도 하기 쉽다. 다만 캐스트를 사용하지 않는 방법은 채형료가 200점으로 내려가 여차하면 채산이 맞지 않게 된다.

2) 부품을 조합해 만든다

안창을 단순하게 생각하면 기반 위에 아치받침과 중족골패드를 올리고 쐐기창을 깐 것이다. 따라서 이것들을 따로 따로 제작해 조합하면 안창이 된다. 다만, 딱딱해서 변형하기 어려운 것이라 맞추기 어렵기 때문에 완충재를 사용하는 경우가 많다. 조절도 간단해서 피드백이 쉬운 장점이 있다. 서보게 할 뿐만 아니라 걸어보고 조절할 수 있다는 점에서 정확성이나 효과의 부족함을 보충한다. 임시의족과 같이 생각해 단기간의 효과를 보거나 하는 데에도 장점이 있다. 각 부품이나 그것들을 조합한 세트도 시판되고 있어 편리하다.

6. 주사의 방법

발에 주사를 놓는 것은 거의 하지 않지만 그런데도 필요하게 되는 경우는 있다. 천자나

마취나 관절조영도 바늘을 찔러서 정확한 위치에 두지 않으면 의미가 없는 것은 같다. 진단적 치료나 병변부위를 확인할 경우에 정확한 부위에 주사하지 않으면 심각한 상황에 빠지게 된다.

스테로이드에 국소마취제를 섞어서 주사하는 경우가 많다. 인데론®(1A, 0.5mg, 0.5mL) 등의 수용성 스테로이드제를 2% 싸이로키인®(0.3~0.5mL)에 혼합한다. 관절에 하든 국소부위에 하든 발은 좁은 부위이므로 소량을 일발필중으로 주사한다. 국소마취제를 사용하고 있으므로 몇시간도 효과가 없는 것은 논외로 하고 며칠 만에 원래대로 돌아가는 것 같으면 2, 3회에 중지한다. 질환에 따라서 2, 3주간 효과가 지속되는 것 같으면 3주마다 계속해본다.

a. 아킬레스건주위염(Achilles tendon paratendonitis)

아킬레스건에는 건초가 없고, 건초내 주사도 없기 때문에 보험에서 제외된다. 통증의 원인이 점액낭염에 있는 경우에는 천자를 겸해 스테로이드와 국소마취제의 주사를 하면 극적으로 효과가 있는 경우가 많다. 여기서 명의와 그렇지 않은 경우의 차이는 아킬레스건의 전후에 점액낭이 있는 것을 알고 있는지 아닌지이다. 아킬레스건부착부의 점액낭에는 신발과 아킬레스건 사이에 생긴 점액낭과, 종골과 아킬레스건 사이에 생긴 점액낭이 있으며, 아킬레스건에서 앞뒤로 분리 독립되어 있다(166쪽, 그림 37 참조). 그러므로 염증을 일으키고 있는 점액낭이 아킬레스건의 앞인지 뒤인지를 정확하게 진단해 천자주입하지 않으면 효과가 없다. 신발이 닿아 있을 때는 뒤, Haglund 변형이 있는 경우는 앞인 경우가 많다. 아킬레스건의 옆에서 주의깊게 촉진해서 압통을 정확하게 확인하면 앞인지 뒤인지를 진단할 수 있다. 뒤로부터 찌른 경우에는 약간의 깊이 차이로 잘못된 부위로 간다. 외측에서 아킬레스건의 부착부위 부근에 찔러서 아킬레스건의 앞이나 뒤를 노린다. 활액이 조금이라도 빠지면 확실하다. 대체로 3회는 시험해보므로, 1회째에 효과가 없으면 앞뒤를 바꾸어 보는 것도 한 방법이다.

b. 종골극(calcaneal spur)

종골극은, 족저건막(근막) 부착부염이라고도 불리며 족저건막이나 단지굴근건의 부착부위의 염증이다. 스테로이드와 국소마취제 국소주사의 효과가 뛰어난 경우도 있으므로 몇 차례는 시도해 볼 가치가 있다. 이 때, 아킬레스건부착부위의 점액낭염과 달리 옆에서 자입해서는 안 된다. 종골극의 압통은 종골결절 저부의 전방내측 가장자리에 있다. 이 부위를 정확하게 찌르기 위해서는 발꿈치의 족저부부터 압통이 강한 부위에서 종골에 해당되는 부위에 주입하는 것이 요령이다. 이 깊이에서 옆으로부터 압통부위에 도달하려면 너무 깊어 걸리거나 너무 얕아 지방체 안으로 들어오거나 하여 어렵다. 체위는 복와위로, 족관절 아래에 베개를 넣고 MTP관절을 배굴시켜 찾으면 자입하기 쉽다. 3회 정도는 시도해 볼 가치는 있지만, 자연치유되는 질환인데다 꽤 아픈 주사이므로, 1개월 정도는 효과가 있지 않으면 의미가 없다.

c. Morton 신경종

Morton 신경종은 포착신경병증에 의한 가성신경종이므로 스테로이드와 국소마취제의 국소주사가 효과 있는 경우가 많다. 복와위로 침대에 눕힌 후 발 아래에 베개를 두고 족관절을 경도로 저굴한다. 전형적으로, 신경종이 만져지는 경우에는 발가락을 가볍게 배굴하여 신경종을 고정시키고, 방산통을 얻는 것을 목표로 신경종을 목표로 찌른다. 발바닥의 압통점에서 신경종에 직접 도달한다. 신경종이 명확하게 만져지지 않는 경우에는 심횡중족인대의 근위부 가장자리를 목표로 찌른다. 염증을 일시적으로라도 강제적으로 멈추게 하여 '염증 → 종창 → 압박 → 염증' 이라는 악순환을 끊는 것이 목적이므로 효과가 지속되지 않으면 중지한다.

d. 중족골 골두부통증

중족골 골두부통증의 원인은 여러 가지를 생각할 수 있는데, 무엇인가의 압박을 계기로 골두 저부의 연부조직이 염증을 일으커 과민하게 되어 있는 경우가 있다. 이러한 경우에는 한 번 주사를 사용해볼 가치는 있다. 압통점을 목표로 족저부로부터 지방조직 내에 주사한다.

e. 족근동증후군(sinus tarsi syndrome)

빈도가 높은 질환은 아니지만 주사에 의한 차단이 가장 중요한 질환이다. 증후군이기 때문에 원인은 확정하기 어렵지만 진단의 결정적 수단이 '족근동 내에 주사를 해서 효과가 있고 낫는다' 라는 것이며, 이것이 정의로 되고 있다. 족근동에 압통이 있어 차단하여 나으면 족근동증후군이라고 진단한다는 것이다. 앙와위에서 족관절의 뒤에 베개를 두어 내반시킨다. 외과의 한 손가락 너비 앞, 한 손가락 너비 아래에 개구하는 족근동으로부터 내과 끝부분의 약간 하후방을 목표로, 23게이지의 바늘을 2 cm, 골성 저항에 접하지 않게 진행시킨 후 주사한다. 1회의 주사로 60% 정도 완화되므로 3회 주사하면 95%에는 효과가 있게 된다. 반대로 3회 주사해도 효과가 없으면 진단을 다시 생각하지 않으면 안 된다.

f. 통증을 동반한 부주상골

일반적인 통증은 부주상골과 주상골 사이이지만, 후경골근건의 부착부염, 팽륭부의 활액낭염이나 통증을 동반한 굳은살이 아픈 경우도 있다. 23게이지의 바늘로 스테로이드와 국소마취제를 혼합하여 주사하는데, 몇 회 주사 후 효과가 없으면 중지한다. 반관절(amphiarthrosis)부의 염증, 건의 부착부염, 점액낭염으로 통증의 부위가 다르므로 수술의 적응을 결정하는 진단적 치료도 된다.

g. 삼각골증후군(Os trigonal syndrome)

족관절의 최대저굴로 족관절의 후방에 통증이 있으며, X선 사진에서 큰 삼각골이 있다. 삼각골의 종골과 경골에 의한 충돌, 거골과 삼각골 사이의 반관절의 염증, Shepherd 골절의 가성관절 등 여러 가지 원인이 있다. 장무지굴근건 건초염까지 포함해 모두 염증이 관여하고 있으므로 몇 차례의 스테로이드와 국소마취제의 혼합주사를 할 가치는 있다. 종골결절상부 가장자리의 레벨에서 아킬레스건 외측의 한 손가락 너비 전방으로부터 거골 후방돌기를 목표로 한다. 뼈에 닿으면 돌기(삼각골) 상부 가장자리를 미끄러져 간 후 0.5 cm 바늘을 진행시킨 위치에서 주입한다. 발레리나는 과도한 연습을 계속하면서 주사를 희망하는 경우가 많다. 비록 효과가 좋더라도 운동을 계속하는 상태에서 주사를 반복하면 장무지굴근건 파열의 원인이 되므로 조심해야 한다.

h. 장무지굴근건 건초염

거골 후방돌기 내측에서의 건초염으로 가장 깊고 거의 바로 뒤에 있다. 아킬레스건 내측, 내과 후방 가장자리의 중간점으로부터 종골결절 상부 가장자리의 높이에서 결절 위를 미끄러지 듯이 바늘을 진행시킨다. 뼈에 닿으면 조금 빼서 혈액이 흡인되지 않는 것을 확인한 후, 스테로이드와 국소마취제를 주입한다. 건과 건초의 사이에 주입하는 것이 이상적이지만 불가능에 가까우며, 확인할 방법도 없기 때문에 주위에 주입하는 것으로 만족할 수밖에 없다. 발레리나에게 특유한 질환으로 운동을 계속하면서 주사를 반복하면 장무지굴근건 파열의 원인이 된다.

i. 족근관증후군(tarsal tunnel syndrome)

족근관은 내과 후하방에서 하방에 있는 골성의 함요와 인대성 지대(retinaculum)의 천정으로 구성된다. 결절종(ganglion)이나 신경초종 등이 분명하게 공간을 점거하는 것이 없고, 골막의 증식 등 염증이나 부종이 원인이라고 생각되는 증례에서는, 족근관 내로의 스테로이드와 국소마취제의 혼합주사가 적응이 된다. 경골신경의 포착이기 때문에 주사도 족근관내에서 신경 주위를 목표로 하지만, 신경간 내에 주입하는 것은 작열통(causalgia)의 원인이 될 수도 있으므로 피하지 않으면 안 된다. 왼손의 엄지로 족근관 내의 신경혈관다발을 눌러 확인하고, 엄지로 눌러 제쳐놓고 그 바로 옆을 목표로 하는 것이 좋다.

j. 전족근관증후군(anterior tarsal tunnel syndrome)

제1~2중족골 기저부 사이에서 심비골신경이 심부에서 표층으로 나오는 곳이 포착되어 있다. 족근골혹과 신발끈의 사이에서 압박받는 경우가 많으며, 같은 부위에서의 압통점에 스테로이드와 국소마취제를 혼합주사한다. 30분 정도의 압박으로도 통증의 원인이 되어 한 번 자극되면 3개월 정도는 쉽게 재발한다. 주사로 통증이 감소되어도 안심하지 말고 압박을 피하지 않으면 안 된다.

k. 비골신경 포착신경병증

하퇴의 외측 하부 1/3(근막, 근간의 통과부위), 족관절 외후방(굴근지대 관통부), 외과 하전방(장 · 단비골건과의 교차부)에서 포착되기 쉽다. 모두 주의해서 압통점을 확인하고 포착부위의 깊이를 염두에 두고 근막을 통과한 느낌을 목표로 하여 스테로이드와 국소마취제를 혼합주사한다.

l. 신근지대 건초염

하퇴부하 전면으로부터 족관절 전면의 신근건을 따라 통증과 함께 삐걱삐걱한 느낌이 있으며, 손으로 만지고 있으면 손에도 느껴지는 일이 있다. 압통과 삐걱삐걱한 느낌을 목표로 신근지대의 출구나 입구를 향해서 스테로이드와 국소마취제를 혼합주사한다. 수동적으로 족관절이나 발가락을 저배굴하면 부푼 곳이나 함몰이 건에 닿는 경우도 있어 목표가 된다.

m. 족관절 변형성 관절증

족관절내 주사는 족관절 저굴 상태로 전경비인대(anterior tibiofibular ligament)의 바로 하방이나 내과모서리에서 자입한다. 자입하는 부위의 피부를 엄지손가락으로 근위부로 잡아당기고 관절형 틈새의 높이에서 자입하여 경골 전방 가장자리가 아니라 거골활차부에 자입한 후 바늘을 조금 빼서 피부를 잡아당기는 것을 멈추고 근위부를 목표로 하여 바늘을 한층 더 진입시킨다. 처음에 뼈에 부딪치고 나서 1 cm 이상 들어가면, 우선 관절강 내에 침 끝이 있지만 관절액의 역류를 보거나 소량의 국소마취제를 주입해 저항없이 주입되는 것을 확인하면 틀림없다.

n. 점액낭염(bursitis)

족관절 전외방에 생긴 굳은살이 생기는 부분에 활액낭(synovial cyst)이 생기기 쉽다. 방치해도 특별히 문제는 없지만 활막의 증식이나 반흔화 때문에 제거하기 어려운 경우가 있다. 이 경우에는 18게이지의 굵은 바늘로 구멍을 뚫어 주사기로 흡인하는 것이 아니라 주위를 손가락으로 압박하여 밀어내듯이 하면 잘 나온다.

o. 결절종(ganglion)

특별히 발에 한정된 것은 아니지만, 족근동 등 주위가 뼈로 둘러싸인 엉성한 지방조직에 생긴 결절종은 천자해도 재발하기 쉽다. 작은 결절종은 흡인하는 것보다 굵은 바늘을 찔러 주위로부터 압박해 밀어내는 느낌으로 천자한다. 얕은 것은 침 끝을 결절종 내에 두는 것이 어렵기 때문에 바늘을 뽑은 후 과감히 손가락으로 압박해 짜는 것이 좋다.

part V

질환별 플로차트

-통증과 진단-

본 장에서는 플로차트(flow chart)의 형태로, 부위에 따른 진단의 흐름을 설명한다. 발은 족부의 전방, 중간, 후방과 족관절, 하퇴부로 나누어 생각하면 쉽게 이해할 수 있다.

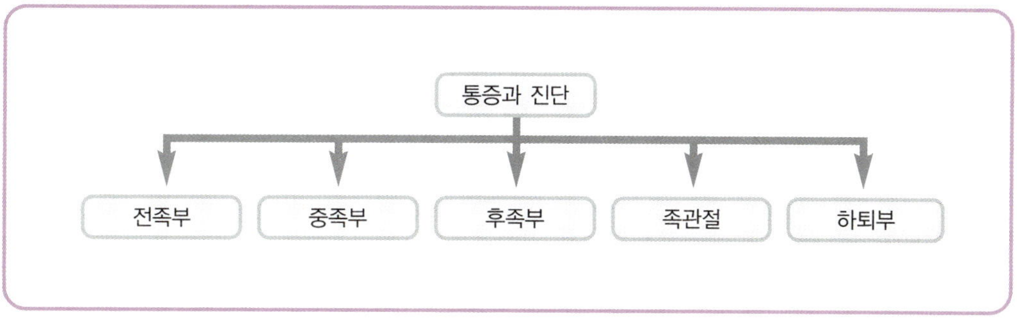

그림 1 우선 부위에 따라 나눈다

1. 전족부

전족부는 네발동물의 앞발에 해당되며 무거운 체중을 지지하고 장애도 많기 때문에 세세하게 구분한다. 우선은 내측, 중간, 외측으로 구분하고 또 무지, 제2, 3, 4족지, 소지로 구분한다. 그리고 발가락 끝에서부터 PIP, MTP관절로 구분하면 열과 행의 매트릭스에 고유의 질환이 들어가므로 흐름에 따라가면 쉽게 생각해 낼 수 있다.

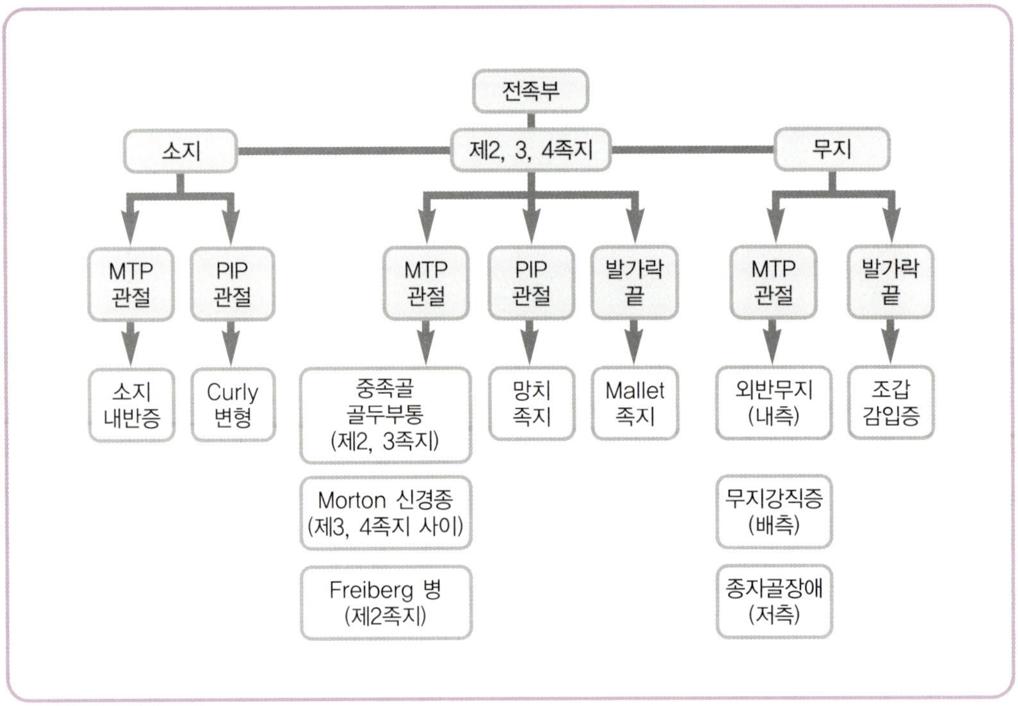

그림 2 전족부의 차트

2. 중족부

중족부는 족저부, 족근골, 중족골로 구분하였다. 중족부는 원위부 · 근위부, 배측 · 저측, 내측 · 외측의 3차원 매트릭스로 생각된다. 그러나 너무 번잡하므로 골부의 배측을 근위부의 족근골부, 원위부의 중족골부와 연부조직이 많은 족저부로 나누었다.

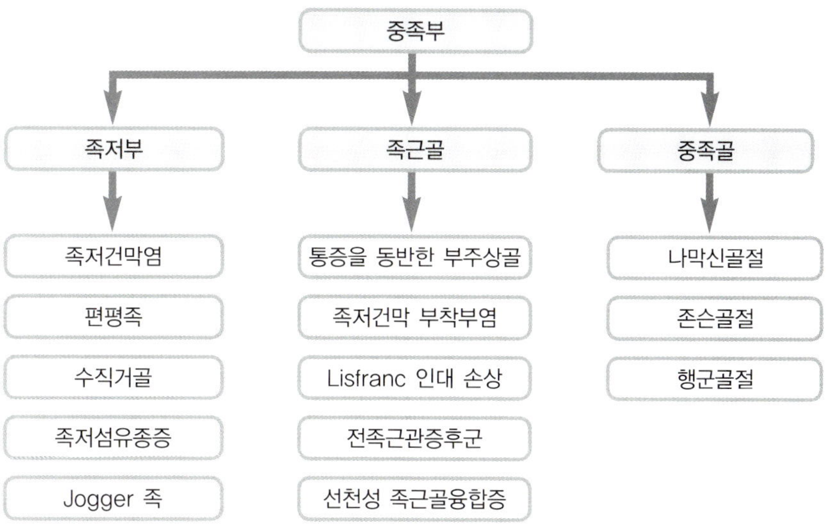

그림 3 중족부의 차트

3. 후족부

후족부는 족관절과 겹친다. 아킬레스건 부착부의 후방, 족저근막 부착부의 족저, Chopart 관절을 중심으로 한 전방으로 각각 구분하였다.

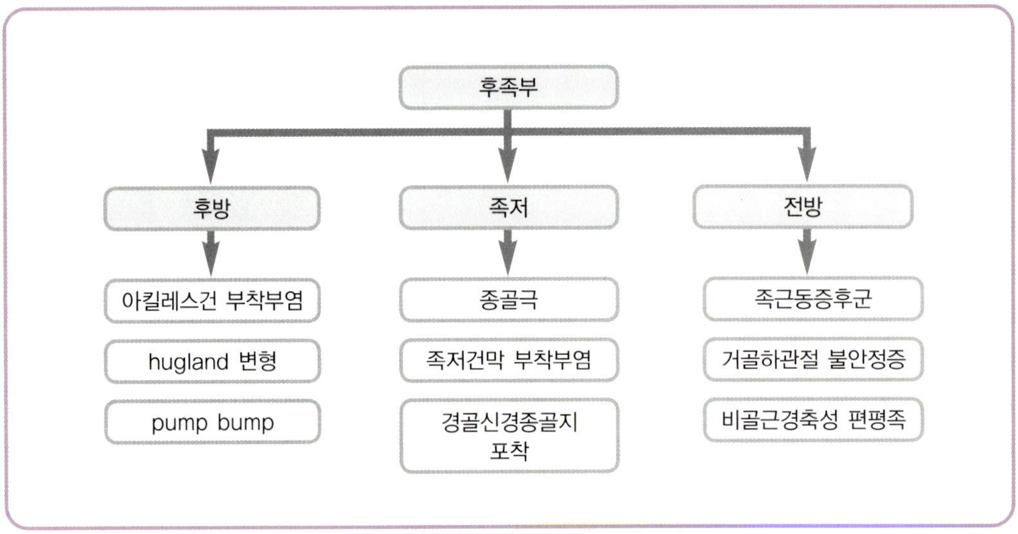

그림 4 후족부의 차트

4. 족관절

족관절은 횡단면을 측정해서 전후, 내외, 중심부로 구분하면 생각하기 쉽다. 전후는 신근 · 굴근, 내외는 내번 · 외번, 중심부는 관절면에 관련된 질환을 생각한다.

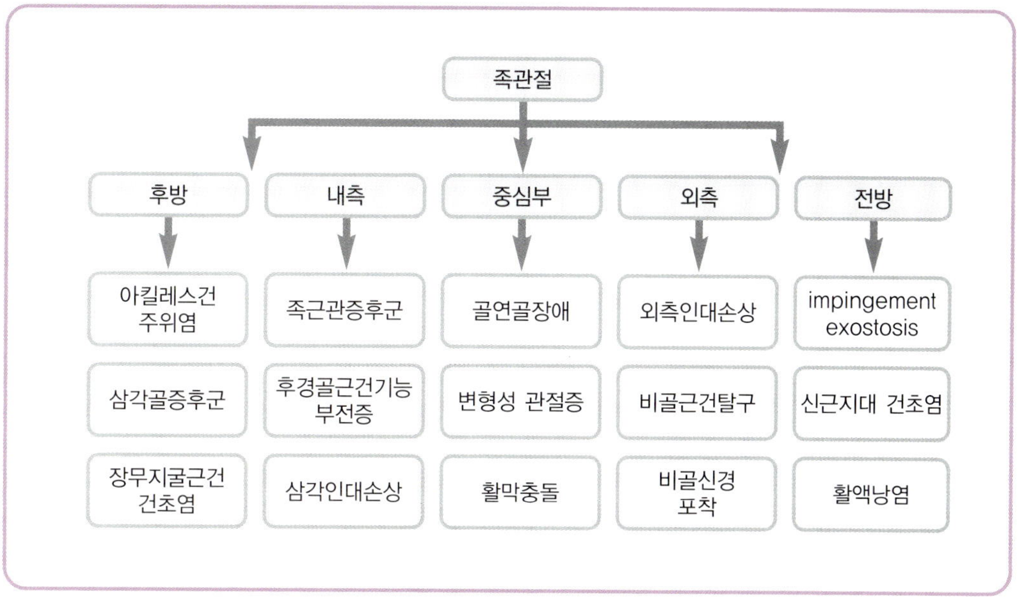

그림 5 족관절의 차트

5. 하퇴부

하퇴부도 전후, 내외로 생각하면 진단은 더욱 쉬워지지만 여기에서는 생략한다.

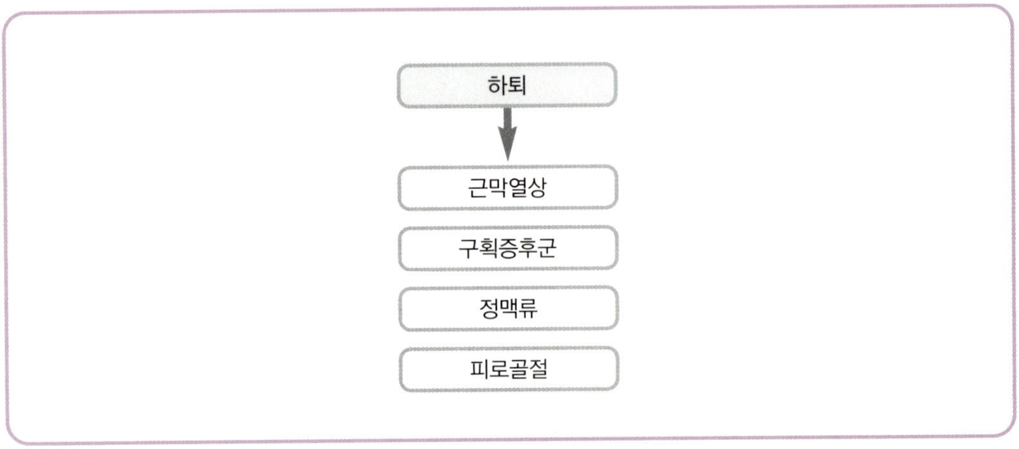

그림 6 하퇴부의 차트

part VI

부위와 질환

본장에서는 이전 장의 플로챠트에서는 기입할 수 없었던 질환을 포함해 부위별로 생각할 수 있는 질환을 열거하였다. 소개되는 질환은 첫머리에 부위별 일람으로 정리하고 게재 페이지를 표시하였다. 권말의 색인에서도 알파벳순, 가나다순으로 각 질환을 게재하고 있으니 참조하기 바란다.

부위별 질환 일람

◀ 발가락 ▶

a. 무지

b. 제2, 3, 4족지

c. 소지

d. 족지 전체

◀ 족부 ▶

a. 종아치

b. 외측 가장자리

c. 발등

d. 발꿈치

◀ 족관절 ▶

a. 외측

b. 내측

c. 전방

d. 후방

◀ 하퇴 ▶

◀ 발 전체 ▶

e. 전체

1. 말린 발톱

어떤 통증? 몇 년 전부터 발톱이 둥글게 말려 발톱을 잘 깎을 수 없다. 최근에는 구두에 닿거나 발가락으로 파고들어 아프다.

50세 이후의 중노년으로 말초 순환이 잘 되지 않는 사람에게 많다. 발톱이 위축되어 곡률(curvature)이 작아져 발톱이 통 모양이 되어 감입된 발톱이 된다. 발톱이 높게 휘므로 신발에 닿아 발톱 모서리가 조구(爪溝)에 파고들어 감입되어 아프다. 진단은 간단하다. 흡연자이면 금연을 지도한다. 족배동맥, 후경골동맥을 촉진하여 피부온도, 발가락 피부의 색, 위축에 주의한다. 혈행불량의 징후가 없으면 발톱이 신발에 닿지 않게 발톱 깎는 방법과 신발 선택법을 지도한다. 말린 발톱이나 발톱감입의 발톱은 니퍼형 손톱깎이가 아니면 잘 라지지 않는다. 말린 발톱은 서서히 진행되어 마지막에는 통 모양이 되지만 발톱을 자르는 방법으로 대처할 수 없게 되면 발톱의 양쪽 끝부분을 부분 절제하거나 근위부의 곡률이 크기 때문에 발톱을 짧게 한다. 발톱 그 자체를 평탄화하는 것은 발톱의 위축이나 변형의 원인이 되고, 어려운 수술이 된다. 스프링에 의한 교정도 이루어지고 있다.

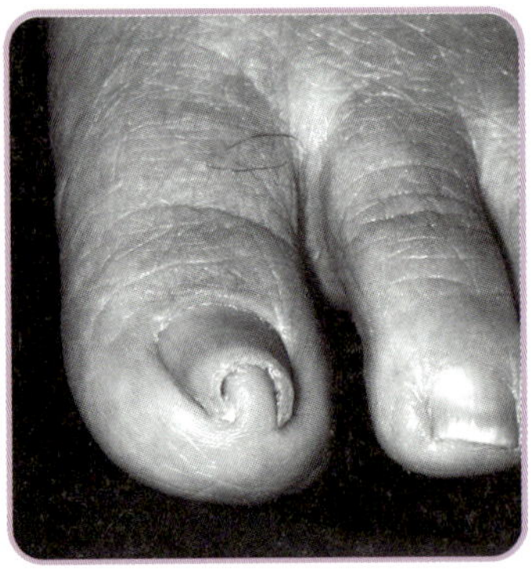
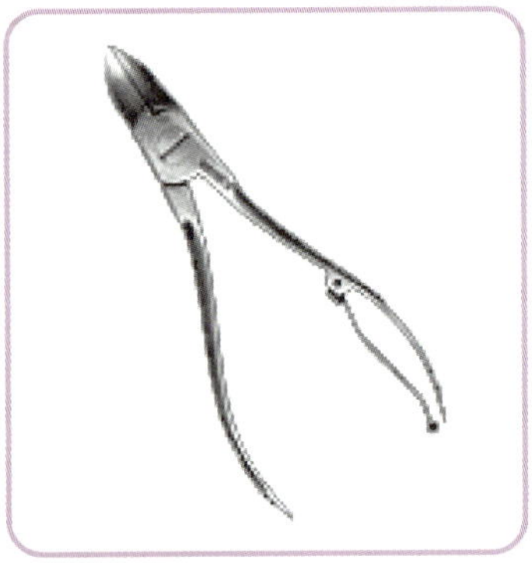

그림 1 말린 발톱과 니퍼형 손톱깎이

2. 발톱감입(ingrown nail)

어떤 통증? 전부터 발톱의 모퉁이가 엄지발가락으로 파고들어 아팠다. 2, 3주 전부터 붓고 열도 나며 가만히 있어도 아프다.

젊은 남성, 특히 스포츠 선수 등에게 많으며 무지의 앞이 붉게 부어 아프고, 삼출액이나 고름의 배출이 나타난다. 진단은 일목요연한데 발톱 모서리 부분의 피부를 누르면 심한 통증이 있는 것이 특징이다. 무지의 발톱 모서리가 발톱홈(nail groove)으로부터 나올 때 피부에 파고들어 염증이나 세균 감염을 일으켜 아프다. 붓기와 통증 때문에 일반 손톱깎이로는 발톱끝을 충분히 절제하지 못하고 자르고 남은 것이 이삭 끝과 같은 모양이 되어 피부에 파고든다.

이 악순환을 끊기 위해서 우선 니퍼형 손톱깎이나 곧은 안과용 칼로 발톱 모서리를 비스듬하게 잘라낸다. 과감히 칼끝으로 잘라내지 않으면 잘리다 말게 되므로 통증이 심한 경우에는 싸이로카인(Xylocaine)® 액이나 젤리로 표면마취하고 나서 자른다. 그 후에는 매일 2~3회, 미지근한 온탕으로 5분간 족욕을 실시하고 나서 수중에서 부드러운 브러쉬(오래 사용한 칫솔)를 사용해 노폐물을 발톱홈의 근위부로부터 원위부를 향해 쓸어낸다. 여기에는 마사지 효과도 있어 온욕과 함께 혈행을 개선하여 종창을 경감시킨다. 비누를 사용할 때는 미지근한 물로 샤워하여 충분히 씻어내고 나서 수건으로 누르듯이 닦는다. 손가락으

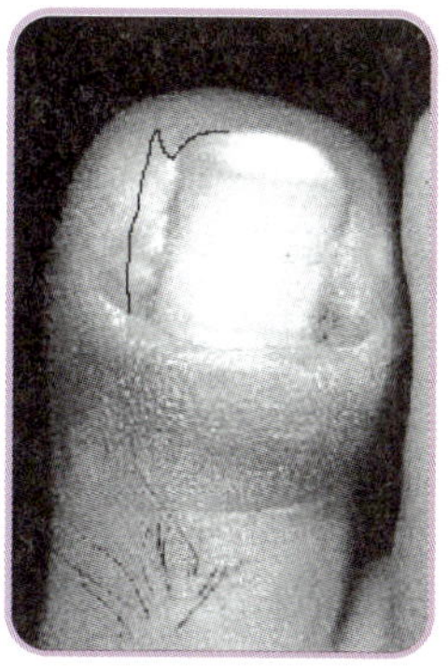

그림 2 발톱감입
발톱 끝이 피부에 파고든다.

로 발가락홈을 펴는 것처럼 하면서 드라이어의 찬바람으로 건조시킨다. 이소딘(Isodine)® 이나 히비텐(Hibitane)®을 한 방울 떨어뜨려 침윤시킨 후, 다시 드라이어의 찬바람으로 건조시킨다. 삼출액이나 약간의 배농, 출혈이 있어도 반창고(밴드에이드®)를 감으면 발톱홈이 닫히므로 사용하지 않는다. 느슨한 양말을 하루에 몇 번이고 바꿔 신게 하고, 거즈를 댈 때에도 꼭 끼게 감지 않고 붕대도 사용하지 않는다. 발톱이 자라 발톱홈으로부터 나와 조금이라도 피부로부터 멀어지게 될 때까지 발톱은 자르지 않는다. 발톱홈으로부터 발톱이 나오면 발톱을 수평으로 자른다. 발톱홈의 붓기가 가라앉을 때까지는 1일 2, 3회의 족욕을 계속하고, 발끝이 꽉 조이는 신발을 피하며 청결을 유지한다.

처음이면 90%가 이것으로 치유된다. 몇 번이나 반복적으로 발톱홈이 섬유화 육아로 가득 차 있거나 이미 수술을 한 경험이 있는 경우에는 수술을 시키지 않을 수 없는 경우가 많다. 페놀이나 염화은으로 발톱홈의 외측을 소각하고 외측의 피부를 반흔성으로 수축시켜 발톱홈을 넓히는 방법이 있다. 발톱홈 외측 피부를 'V' 자 형태로 잘라내 봉합하지 않고, 살아 있는 창상면을 노출시킨 채로 반흔성으로 치유, 수축시켜 발톱홈을 넓혀 얕게 하는 수술도 있다. 발톱의 가장자리를 띠 모양으로 절제하여 발톱홈을 'V' 자 형태로 육아나 반흔을 잘라내 봉합하는 것으로 발톱홈 그 자체를 묻어 버리는 수술도 있다(오니즈카법). 부분발톱제거를 할 때 발톱의 모상을 충분히 절제하지 않으면 분열된 발톱이 덧발톱과 같이 되어 걸려서 닿는다. 발톱 전체를 빼버리는 발톱적출술은 재생 발톱이 전보다 좋은 발톱이 될 수 없기 때문에 금기다. 양쪽 끝부분의 부분발톱적출도 발톱이 말려 올라와 걸리기 쉬워진다.

3. 표저(felon)

어떤 통증? 감입된 발톱을 방치하였더니 빨갛게 붓고 욱신욱신 아프며 고름도 나왔다.

표저는 발가락 끝의 봉와직염으로 발톱주위염 그 자체 또는 그것을 원인으로 한다. 무지에 가장 많고 감입된 발톱이 원인이 되어 일어나며 감염이 감입된 발톱을 악화시켜 악순환에 빠진다.

4. 사구종양(glomus tumor)

어떤 통증? 특별한 원인이 없는데 밤이 되면 발가락 끝이 욱신욱신하여 잠잘 수 없을 정도로 아프다.

흔한 질환은 아니지만 발가락 끝의 강한 통증을 일으킨다. 발가락 끝의 혈관종이며, 사구체(glomus)의 형태를 하고 있는 것으로부터 이름 붙여졌다. 강한 박동성 자발통, 압통, 야간통을 특징으로 한다. 크기가 작기 때문에 MRI로 진단되는 경우는 드물다. 이 질환을 알고 있으면 특징적인 통증으로 진단할 수 있다. 치료는 수술을 필요로 한다.

5. 조갑하 외골증(subungual exostosis)

어떤 통증? 발톱에 구두가 닿거나 발톱을 위에서 누르거나 하면 아프다.

흔한 질환은 아니지만 발톱 변형의 원인이 되며 구두로 눌려서 아프다. 이러한 것을 알고 있으면 X선 사진으로 진단은 확정된다. 치료는 수술이지만 모상이 형성되지 않으면 발톱은 깨진 채로 있게 된다.

6. 무지외반증(hallux valgus)

어떤 통증? 무지의 밑동 내측이 30세 경부터 서서히 아파졌다. 하이힐을 신었기 때문이라고 생각된다. 지금은 일반적인 신발을 신어도 아프다.

무지가, MTP 관절에서 외반되어 '<' 모양으로 구부러져 MTP관절 내측이 신발에 닿아 아프다. 여성에게 9 : 1로 많으며 여성, 유전, 하이힐이 3대 원인이다. 하이힐을 신기 시작하는 20대 전반부터 호발하며, 집에 들어가 하이힐을 신지 않게 되면 변형은 낫지 않지만 통증은 다스려진다. 그러나 중등도 이상의 무지외반증은, 그 후 걷는 것만으로 변형이 진행되어 중년이 되고 나서는 보통 신발을 신어도 아프게 된다.

처음에는 무지의 외반과 제1중족골내반뿐이지만 서서히 전족부의 횡아치가 무너져 MTP관절부에서의 발의 너비가 넓어져 개장족이 되며 소지내반증도 합병된다. 진행되면 무지는 제2족지 아래로도 파고들며, 제2족지는 망치 족지가 되어 중족골 골두부 족저부에는 통증을 동반한 굳은살이 생겨 마지막에는 MTP관절이 병적 탈구된다.

치료에는 신발에 대한 교육과 교정, 물리치료 및 운동치료와 보장구에 의한 보존적 치료, 약제나 패치류에 의한 대중적 치료나 수술이 있다.

외반무지뿐만 아니라 모든 발의 질환에는 신발에 대한 교육이 우선적으로 되어야 한다. 외반무지에서 굽은 3 cm까지로 끝부분이 넓고 내측으로 치우쳐 있으며 안에서 발가락을 움직일 수 있는 구두를 선택한다. 통증부위는 가죽을 펴서 넓힌다.

보장구에는 무지와 제2족지의 사이에 끼우는 삼각형의 세퍼레이터나 스프링이나 신축성 섬유로 무지를 당기는 여러 가지 보장구가 있다. 구축 제거나 진행을 늦추는 효과는 있지만, 한 번 생긴 변형을 저지하여 회복시킬 수 있는 효과는 없다.

통증이 있고 무지외반각(HV각)이 30°, 중족골간각(IM각)이 15°를 넘으면 수술을 하는 것도 좋다. 중등도까지는 중족골의 원위부, 중증에서는 기저부에서 제1중족골의 절골술을 실시한다.

무지외반증의 X선 진단

체중부하 상태의 전후상에서 계측한다. 제1중족골과 무지근위지골의 장축이 이루는 각도가 외반무지각(HV각)으로 통상 8° 이내이며, 15~30°를 경도, 30~40°를 중등도, 그 이상을 중도의 무지외반증이라 한다.

제1중족골과 제2중족골의 장축이 이루는 각도가 중족골간각(IM각) 또는 M1M2각으로 통상 8° 이내이며, 13°까지를 경도, 20°까지를 중등도, 그 이상을 중도의 무지외반증이라 한다.

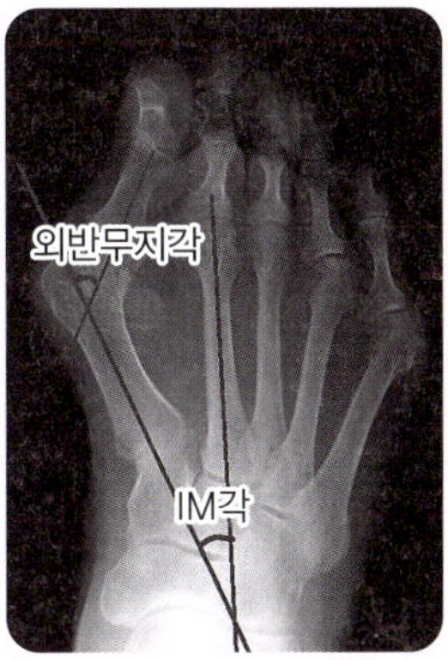

그림 3 무지외반증의 체중부하 전후상

그리스형과 이집트형

언제부터인가 제2족지보다 무지가 짧은 발을 그리스형, 긴 발을 이집트형, 같은 길이의 발을 네모형이라 부르고 있다. 엄지발가락이 길면 신발에 눌리기 쉽기 때문에 이집트형의 사람에게서 무지외반증이 많은 것으로 여겨지고 있다. 그러나 최근의 연구에서는 그 증거는 없다고 보고되고 있다. 이집트인 중에 무지가 긴 사람이 많으며 그리스인에 짧은 사람이 많은 것이 아니라, 이집트의 벽화에서 무지가 길게 그려져 있고, 그리스 조각에서는 무지가 짧은 것이 이유인 것 같다.

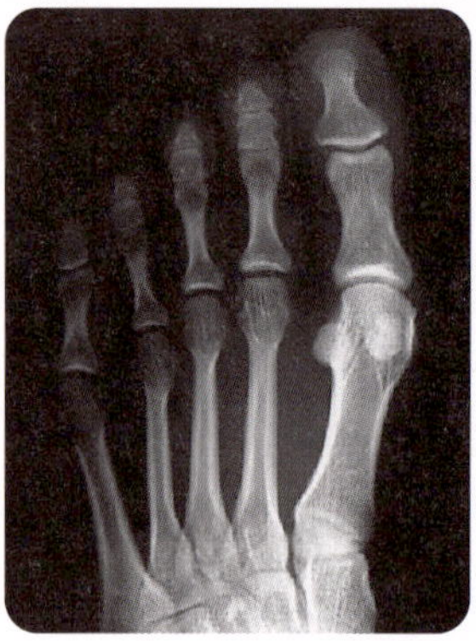

a. 이집트형

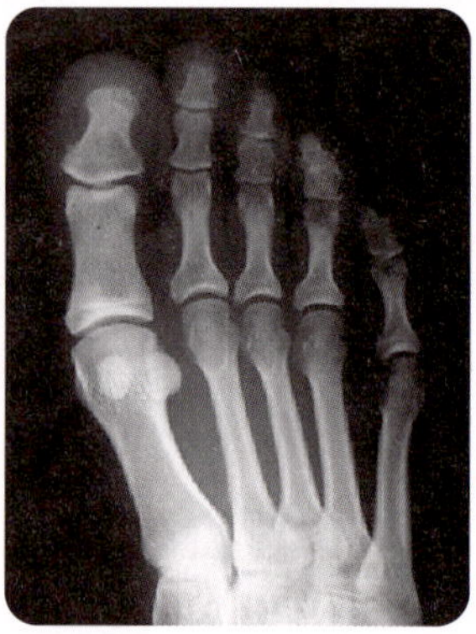

b. 그리스형

그림 4 발의 형태

7. 점액낭염(bursitis, 무지MTP관절 내측)

어떤 통증? 1주일 전에 꽉 끼는 신발을 신고 걸었더니 무지의 밑동 내측이 아파졌다. 가만히 있어도 아프고 신발을 신고 걸으면 더 아파진다.

무지의 MTP관절 내측이 신발에 닿아 점액낭을 만들고 그것이 염증을 일으켜 활액이 괴

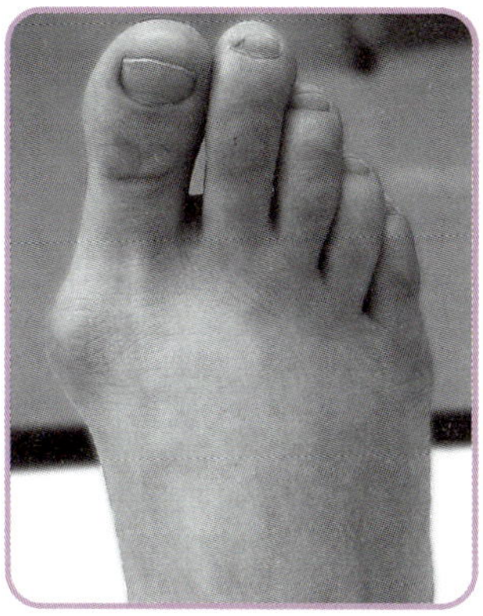

그림 5 점액낭염
무지의 밑동이 부어 있다.

어 부어서 아프다. 무지외반각이 작은 것에 비해서 통증과 염증 증상이 심한 것이 특징이다. 닿지 않는 신발을 신고 NSAIDs 외용제를 사용한다.

8. 무지강직증(hallux rigidus)

어떤 통증? 특별한 원인은 없는데 걸으면 무지 밑동의 배측이 아프다. 황새걸음으로 걷거나 바닥에서 일어서거나 춤을 추거나 할 때 특히 아프다. 발가락을 강하게 배굴시키면 통증이 심하다. 신발을 신지 않고 걸을 때 통증이 더 심하다.

무지중족지(MTP)관절의 변형성 관절증으로 배굴 시에 배측 관절 가장자리의 골극끼리 충돌해서 아프다. 무지강직증은 신발을 신지 않았을 때 더 아픈 것이 특징이다. MTP관절의 배굴을 억제하기 위해 밑창이 딱딱하고, 허리쇠(shank)를 연장한 둥근 밑창 구두를 처방한다. NSAIDs 외용제나 내복약을 이용하고 스테로이드의 관절주입도 효과가 있지만 적

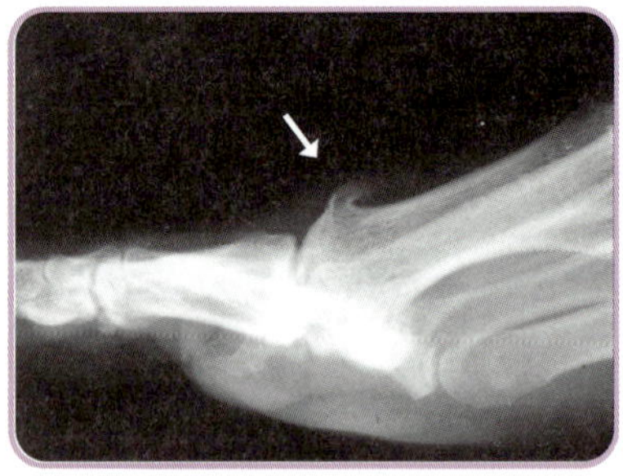

그림 6 무지강직증
큰 골극이 보인다.

응은 제한된다. 통증이 심하면 설상골(cuneiform bone) 절제를 실시한다. 관절 연골이 소실되어 있으면 관절고정술(arthrodesis)을 시행한다.

9. 무지종자골장애

어떤 통증? 조깅을 하고 나서 무지 밑동의 족저면이 아파졌다. 달리지 않으면 별로 아프지 않다.

무지MTP관절의 족저면에는 2개로 나누어진 단무지굴근건 기시부 속에, 각각 1개씩의 종자골이 있다. 이 장애는 스포츠 선수에게 많지만 바닥이 얇고 딱딱한 구두로 장거리를 걸어도 발생된다. 분열종자골, 골절, 피로골절, 가성관절, 골연골장애, 무균 괴사로부터 주위 조직의 손상이나 염증, 점액낭염까지 매우 많은 병태가 있지만 전형적인 예 이외에는 감별이 어렵다. 외상, 과잉 사용, 염증 중 어떤 것이 주체인지를 진단하고, 고정, 운동량의 경감, 약제 중 어떠한 조합으로 치료할지를 결정한다. 증상의 정도에 따라 안정고정의 정도와 기간을 결정해 NSAIDs를 투여하고, 3개월이 경과해도 낫지 않으면 스테로이드 국소주사를 실시한다. 압력을 제거하고 배굴 억제를 위해 허리쇠(shank)를 연장하며, 중족골 지지대나 둥근 밑창의 구두를 처방한다. 그런데도 통증이 사라지지 않으면 포기하고 아프

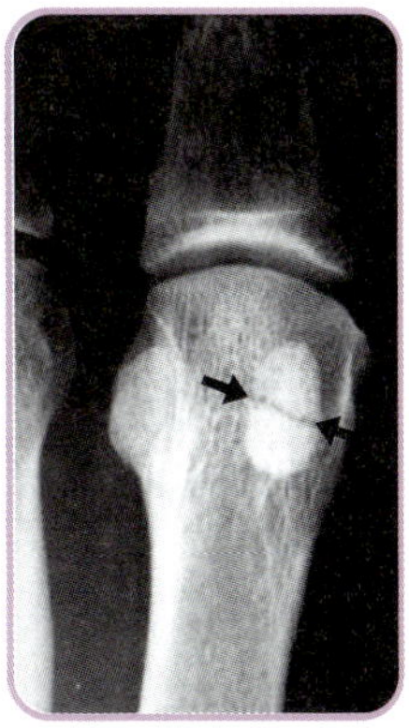

그림 7 무지종자골장애

지 않은 정도로 활동을 억제하거나 종자골을 적출한다. 양측 종자골의 적출은 성적이 나쁘기 때문에 시행하지 않는다.

10. 잔디 족지(turf toe)

어떤 통증? 인공잔디에서 미식축구를 할 때 무지가 강하게 뒤로 젖혀지고 나서 무지를 굽히면 아프다.

제1MTP관절의 염좌로 스포츠 관계자에게 잘 알려져 있는 병명이다. 인공잔디에서 미식축구 선수가 바닥이 부드러운 신발을 신고 무지를 과신전해서 발생된다. 족저부의 종자골 · 인대 · 관절낭 구조에 손상이 발생하여, 단순한 염좌로부터 부분 파열, 완전 파열이나 골연골장애까지 그 정도에는 차이가 있다. 경도 증례에서는 MTP관절의 족저부나 족배부에 압통이 있지만 운동범위 제한은 적으며 종창이나 내출혈도 없다. 중등도 증례에서는 압통, 종창, 운동범위 제한, 내출혈 모두 나타나지만 불안정성은 없다. 중증 증례에서는 관절혈종이나 관절 동요성이 나타난다. 경도의 경우는 테이핑이나 스테인레스 안창으로 과신전을 방지하면서 경기를 속행시킨다. 중등도의 경우는 10일~2주간 경기를 중지시키고 바닥이 구부러지지 않는 신발을 신고, 목발을 짚게 한다. 파열이나 골절이 있는 중증 증례는 6주간의 석고고정 내지는 수술적으로 치료한다.

11. 통풍(gout)

어떤 통증? 무지의 밑동 관절이 붉게 붓고 가만히 있어도 아프다. 조금만 움직여도 욱신욱신 아프다.

중년 이후 남성의 무지MTP관절의 통증에서 잊어서는 안 되는 것이 통풍발작이다. 발작 시에 내원하면 결정성 급성 관절염의 특징적인 암적자색의 색조, 관절의 종창, 격렬한 자발성 통증, 고요산혈증의 기왕력 등으로 쉽게 진단할 수 있다. 급성기에는 감별 시에 망설여지는 질환은 화농성 관절염 정도 밖에 없지만 타박이나 염좌를 계기로 발작을 일으키는 경우가 있으므로 발작으로부터 며칠 지나 진찰하면 헤매는 경우도 있다. 발작을 일으키면 요산이 관절 내에 석출되어 혈중의 요산치는 오히려 저하하므로 발작 후에 채혈하면 요산치가 정상 범위 내에 있는 경우도 있다. 무좀 등이 있어 표재감염이 있으면 백혈구 수, CRP, 혈침도 항진되므로 화농성 관절염을 언제나 염두에 두지만 당뇨병이 아닌 한 거의 없다.

a. 통풍의 증명

통풍은 관절액 중에 편광현미경으로 침상의 요산결정을 증명하면 확정된다. 다만 통풍발작 시라도 무지MTP관절로부터 관절액을 채취하는 것은 어렵다. 블루시린지에 붙인 26게이지바늘로 흡인하지만, 안 되면 주사기를 빼고 관절을 압박하여 짜기 시작한다. 그래도 안 되면 바늘구멍으로부터 1방울이라도 짜낸다. 1방울이 있으면 슬라이드 글라스에 발라 편광현미경으로 보면 빛나고 있다. 보통 현미경에서도 결정이 탐식세포(phagocyte) 속에 가는 막대 형태로 보이므로 편광현미경이 없다고 해서 포기할 필요는 없다.

b. 진단적 치료

콜히쿰(colchicum, 백합과의 구근식물)으로부터 추출되는 콜히친(colchicine)은 이집트 문명 시대부터 통풍의 치료제로 알려져 있었다. 콜히친은 통풍 발작에는 특징적인 효과가 있지만, 화농성 관절염이나 외상에는 전혀 효과가 없다. 그러므로 1시간마다 1정(0.5 mg)씩, 통증이 없어질 때까지 복용하게 하여 통증이 치료되면 통풍이고 8시간 이내에 낫지 않으면 통풍이 아니라고 하는 진단적 치료법이 있다. 치료하면서 진단할 수 있으므로 좋은 진단법이었지만, 최근에는 콜히친의 소화기 증상이나 골수 억제의 부작용 때문에, 치료약으로서의 콜히친은 인도메타신(indomethacin) 등 NSAIDs에 그 자리를 양보하고 있다. 그러나 장기 투여는 차치하고 최초의 진단에 헤매는 경우에는 환자에게도 환영받고 신뢰성도 높기 때문에 진단적 치료로서는 아직도 애용되고 있다.

c. 발작의 예방

몇 회나 발작을 경험한 통풍 환자는 발작의 징조를 느끼게 된다. 그 시점에서 콜히친을 1정 내복시키면 발작을 억제할 수가 있지만 인도메타신으로는 어렵다. 발작의 예방은 콜히친 1정을 내복시키고, 발작이 일어나버리면 인도메타신 좌약으로 치료한다.

d. 치료가 발작을 유발

콜히친도 NSAIDs도 통풍의 대증요법제이며, 치료제는 아니다. 요산의 생성저해제〔알로퓨리놀(Allopurinol), 자이로닉® 등〕나 배설촉진제〔벤즈브로마론(Benzburomaron), 유리논(Urinon)® 등〕로 요산치를 내리지 않으면 안 되지만 통풍은 전신질환이기 때문에 내과 의사에게 의뢰한다. 치료를 시작할 때 갑자기 요산치를 내리면 발작을 일으키기 쉽기 때문에 발작 시의 요산치가 정상 범위 내에 있어도 3개월간은 발작에 주의하도록 해야 한다.

12. 굽은 발가락 변형

어떤 통증? 발가락 끝에 굳은살이 생겨 아프다.

망치족지(hammer toe), 말레족지(mallet toe)에서 발가락 끝부분이 굴곡되어 깔창이나 바닥에 닿아 굳은살을 형성해 아프다. 깔창에 구멍을 뚫어 압력을 줄이고 안 되면 건절리술(tenontotomy, tenotomy)을 시행한다.

13. 말레 족지(mallet toe)

어떤 통증? 발가락 끝이 저굴되어 굳은살이 되며, 발을 힘껏 디디려고 하면 아프다.

장무지, 장지굴근건의 구축 때문에 DIP(IP)관절이 굴곡되고, 발가락 끝에 통증이 동반된 굳은살이 생겨 발톱이 만곡된다. 굽은발가락변형과 같이 깔창에 구멍을 뚫어 압력을 줄이고 안 되면 건절리술을 시행한다.

14. 망치 족지(hammer toe)

어떤 통증?

몇 년 전부터 무지 이외의 발가락 제2관절이 구부러져, 신발에 닿으면 아프다. 최근에는 밑동의 관절이 휘어 제2관절이 결국 펴지지 않게 되어 버렸다. 발가락 끝이나 제2관절의 배측, 밑동의 관절 족저부에 굳은살이 생겨 신발에 닿으면 아프다.

PIP관절이 굴곡되고, MTP관절이 과신전된 변형으로, 망치족지라 불리운다. 너무 작은 구두를 신어 발가락 끝이 눌려 발가락이 팬터그래프(pantograph)와 같이 접혀서 발생된다. PIP관절이 신발의 배측이 갑피에 닿아 색소침착부터 굳은살, 티눈까지 생긴다. 발가락 끝에도 굳은살이 생긴다. 너무 작은 신발을 신지 않고 여유가 있으며 발가락을 움직일 수 있는 신발을 신게 한다. 단, 반대로 너무 큰 신발을 신어 벗겨지지 않게 하기 위해 발가락이 굴곡되거나 앞으로 미끄러져 압박되는 경우도 있다. 링형 패드 부착이나 마사지, 테이핑 등으로 낫지 않고 통증이 심하면 수술이 필요하다.

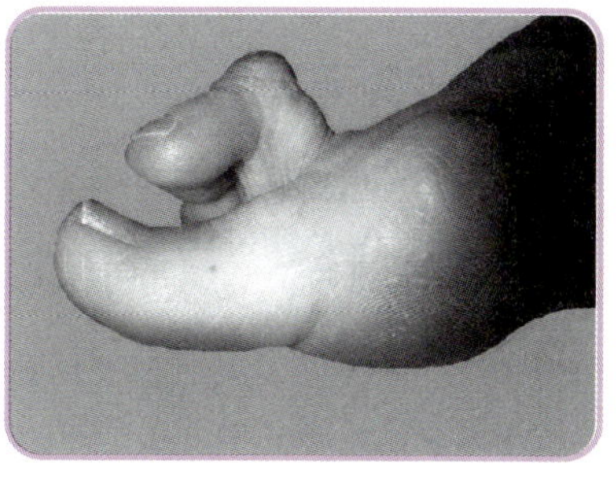

그림 8 망치 족지

15. Curly 변형

어떤 통증?

어느 정도 나이가 들었을 때부터 소지가 안쪽으로 휘어져 있었다. 펌프스나 하이힐을 신으면 옆 발가락에 발톱이 닿아 티눈이 되어 아프다.

Curly는 머리카락을 '컬한다.' 와 같은 어원이다. 제5족지가 제4족지를 향해 만곡하는 변형으로, 제4족지, 그리고 제3족지에 이르는 경우도 있다. 서양에 많으며 일본에는 드물다고 여겨져 왔지만 주의 깊게 보면 적지 않은 변형이다. 특별히 큰 장애도 없기 때문에 간과되고 있을 가능성이 있다. 단지 관절만 내반되는 것이 아니라, 전체적으로 만곡되고 회외되어 있다. 피부의 주름이 적고, 약간 저형성되는 느낌을 받으며 지절골의 선천성 융합이 합병되는 경우가 많다. 원칙적으로는 장애를 일으키지 않기 때문에 방치하지만 부모가 걱정하므로 경과 관찰하는 경우도 있다. 그러나 테이핑이나 보장구는 백해무익하므로 실시해서는 안 된다. 발톱이 인접 발가락을 손상시키고, 반창고(밴드에이드®) 등으로 방지할 수 없는 경우에는, 교정 절골술을 각각의 발가락에 시행한다. 서양에서는 합지증을 만드는 수술도 행해지고 있지만 일본에서는 금기라고 할 수 있다.

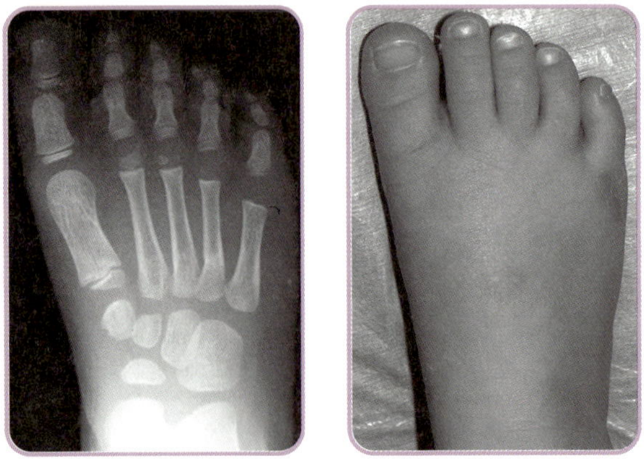

그림 9 Curly 변형

16. 중족골 통증(metatarsalgia)

어떤 통증? 제2족지 밑동 발바닥에 굳은살이 생겨 아프다. 전부터 무지외반증이었지만 신발을 신지 않아도 아프게 되었다.

중족골 골두부분 족저부의 통증인데, 좌골신경통과 마찬가지로 질환명으로서는 의문이 남는다. 중년기 이후의 여성에게 많으며 횡아치가 무너져 개장족이 되어 무지, 소지의 체중부하 능력이 감소된다. 제2, 제3족지가 그 대신의 역할을 하기 때문에 제2, 제3중족골 골두부의 체중부하가 증가해 족저부에 굳은살이 생겨 체중부하 시에 아프다. 무지외반증에 합병되거나 무지외반증 수술 후에 생기거나 하는 경우도 적지 않다. 링형 패치나 쿠션으로 국소압력을 저하시키고, 아치받침에 의해 체중부하를 분산시키며, 중족골패드로 횡아치를 회복시키고, 낮은 힐로 체중부하를 후방으로 이동시킨다. 무지외반증 수술 후의 전이성 중족골 통증은 제2중족골의 단축·배굴 경사 절골술로 대처한다.

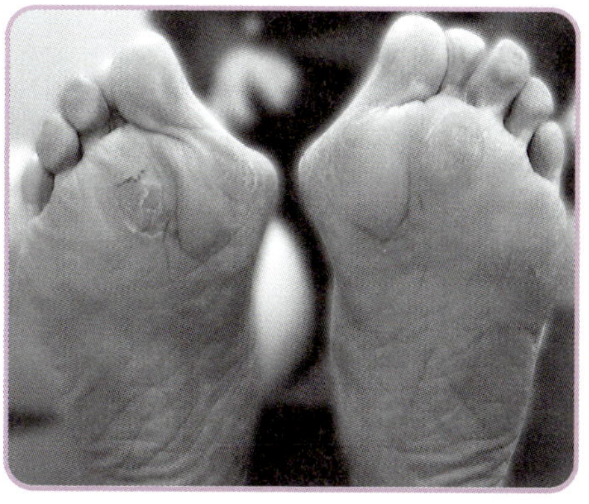

그림 10 중족골 골두부의 굳은살과 통증

발의 기준은 제2족지

손에서는 중지가 기준이지만 발에서는 제2족지가 기준이 된다. 제1중족골은 내측설상골, 제2중족골은 중간설상골, 제3중족골은 외측설상골, 제4, 제5중족골은 입방골과 관절을 이루어 각각 연결되어 있다. 내측과 외측의 설상골은 길고, 중간설상골은 짧기 때문에 설상골은 '凹'자 모양의 함요를 만들어 여기에 제2중족골이 확실하게 끼어 있다. 따라서 제2중족골은 상하, 좌우 모두 움직이기 어렵기 때문에 기준이 된다. 제2~제5중족골 기저부는 근위중족골간인대로 연결되어 있지만, 제1중족골 기저부는 제2중족골 기저부와는 인대성 결합을 가지지 않기 때문에 원위중족골간횡인대에서만으로 내반이 제한되고 있다. 제2중족골 기저부 내측은 제1중족골 기저부 외측 대신에 내측설상골과 Lisfranc 인대로 결합되어 있다.

전이하는 통증

무지외반증 수술 후에, 수술 전에는 무지MTP관절 내측에 있던 통증이 낫고 새롭게 제2중족골 골두부의 족저부 통증이 생기는 경우가 있다. 마치 통증이 전이한 것 같아서 이것을 전이성 중족골 골두부통이라고 한다. 제1중족골의 교정 절골 시에 단축이 일어나, 상대적으로 제2중족골이 너무 길게 되고 압력이 집중되어 굳은살이 생겨 아프다. 제2중족골 기저부의 고정성이 강고하기 때문에 길어져도 배굴되지 않는 것도 원인이다.

최근의 젊은 사람은

최근의 젊은 여성에게는 부드럽고 길고 평평한 발을 가진 사람이 많아졌다. 원래, 제1과 제4, 제5중족골은 족근중족(TM)관절에서 저배굴하기 쉽지만 이러한 부드러운 발에서는 관절의 유연성이 현저하기 때문에 그 경향이 더욱 강하다. 발꿈치가 바닥에서 떨어지면(heel off) 바닥으로부터의 반력은 중족골 골두부에 집중된다. 중족골이 TM관절에서 배굴하려고 해 회전모멘트가 발생되는데 중족골이 길면 지레팔(arm)이 길어져 모멘트는 증가하다. 한편 평평한 발에서는 중족골의 배굴에 저항하고 있는 족저부의 인대, 근, 건의 부착각이 작아져 저굴 방향의 벡터는 감소한다. 이렇게 해서 배굴력은 증가하고 저굴력이 감소하면, 마침내 밸런스가 붕괴되어 배굴된다. 중족골이 길면 TM관절의 작은 각도 변화에도 중족골골두의 위치가 크게 바뀐다. 따라서 변화는 곧바로 중족골골두에 영향을 미쳐 체중부하가 제1, 제5골두부로부터 제2, 제3골두부에 집중되어 통증을 동반한 굳은살을 만들고 중족골 통증을 일으킨다.

족저압의 집중 – 상대적인 중족골 골두부의 돌출 –

기립 시에 체중은 발꿈치에 50%, 무지구에 30%, 소지구에 20%의 비율로 걸리며, 제2, 제3족지에는 거의 걸리지 않는다. 전족부의 횡아치가 저하되어, 제1, 제4, 제5중족골이 배굴되어 골두부에의 체중부하가 줄어들면 배굴되지 않고 남겨진 제2, 제3중족골 골두에 걸리는 체중부하는 그만큼 증가한다. 그때까지 체중을 지지하지 않다가 낯선 부위에 체중이 집중적으로 걸리면 아픈 것은 당연하다고 할 수 있다.

보행할 때, 접지기의 후반에는 발꿈치가 뜨므로 전족부에 전 체중이 걸린다. 특히 마지막 발끝밀기 시기에는 무지구에 전 체중이 걸린다. 기립 시에는 체중을 지지하고 있던 모구라도 몇 배의 체중부하에 견디지 못하고 배굴되어, 남겨진 제2중족골골두에 체중이 집중되어 아프다. 발끝밀기에서는 MTP관절이 배굴되어 골두가 족저부로 돌출된다. 접지면적이 작아지고 피하의 지방이 압축되어 얇고 딱딱해지기 때문에 더욱 압력이 높아져 아프다.

체중을 지지한다

발꿈치가 아프다고 하여 굽이 높은 구두를 처방하면 '발꿈치는 나았지만, 발끝이 아프다' 라고 호소하며 오는 환자가 끊이지 않는다. 제5중족골 기저부 외측에 굳은살이 생겨 아파하는 환자에게 외측 쐐기창의 안창을 처방하면 이번에는 '무지의 밑동이 아프다' 고 한다. 무지외반증 수술 후의 전이성 중족골 골두부통과 같다. 요컨대, 좁은 발바닥의 어디에선가 전 체중을 지지하지 않으면 안 되기 때문에 어딘가가 편하면 어딘가가 괴로워지는 것이다.

압력을 줄이는 것을 생각하면 가장 효과적인 것은 체중을 줄이는 것이다. 효과도 확실하고, 너무 과하게 줄이지만 않는다면 몸 전체의 건강에도 좋다. 그러나 말이 쉽지 이렇게 어려운 치료는 없다.

또 하나는 발바닥의 넓이를 넓게 하는 것이다. 만약 체중을 줄이는 것도 발바닥을 넓히는 것도 할 수 없다고 한다면, 압력을 줄이기 위해서는 발바닥의 접촉 범위를 늘려 그 범위의 압력 분포를 균일하게 하는 수 밖에 없다. 현재 족저압을 측정해 total contact(발바닥이 전부 접촉하고 있음)로 균일한 압력 분포를 나타내는 안창을 만들려는 시도가 되고 있다. 얼핏 보면 매력적이지만 생체측의 체중 부담 능력은 각 부위에 따라 다르고 같은 압력에 대한 반응도 다르다. 게다가 가만히 서 있는 것만으로도 모르는 것이 많은데 걷기는커녕 날거나 뛰기를 1년 365일 계속하니 상상을 초월한다.

발의 아치

발에는 종아치(longitudinal arch)와 횡아치(transverse arch)가 있다.

종아치는 주상골을 정점(쐐기돌, 키스톤)으로 하여, 거골, 종골을 후각, 설상골, 중족골을 전각으로 하는 아치로, 이것을 내측 종아치라고 부른다. 그리고 입방골을 키스톤, 종골을 후각, 제5중족골을 전각으로 하는 아치를 외측 종아치라고 부른다.

이 종아치와 함께 내측, 중간, 외측 설상골, 입방골 등 가로 뼈의 연결을 횡아치라고 부른다. 횡아치의 내측은 족저부에 다다르지 않기 때문에 내측 각(limb)은 내측 종아치에 의지할 수밖에 없다. 그러나, 횡아치라고 부를 때 이 아치가 아니라 제1~제5중족골 골두의 연결을 횡아치라고 부르는 경우가 많다. 그러나 골두끼리는 접하고 있지 않기 때문에 골두를 앞에서 봤을 때 아치형으로 나란히 있다고는 할 수 있어도 '아치(arch)' 라는 말의 정의와 맞지 않는다. 이것이 개장족, 중족골 골두부통, Morton 신경종을 이해하는 데 방해가 되고 있다. 즉, 종아치는 뼈가 접하고 있기 때문에 아치가 낮아지면 족저부의 거리는 길어지고 높아지면 짧아진다. 이것에 비해서

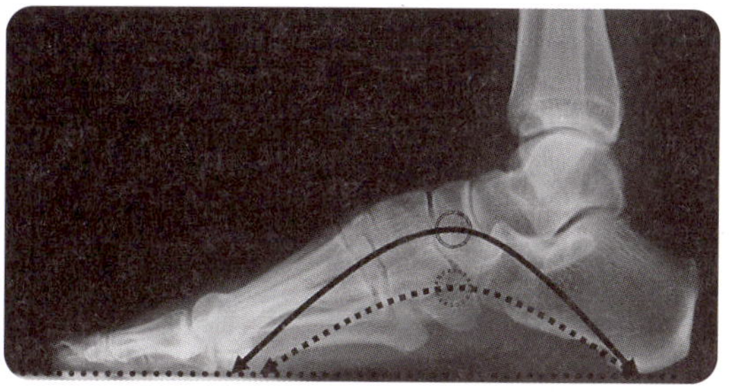

a. 내측 종아치(실선)와 외측 종아치(점선)

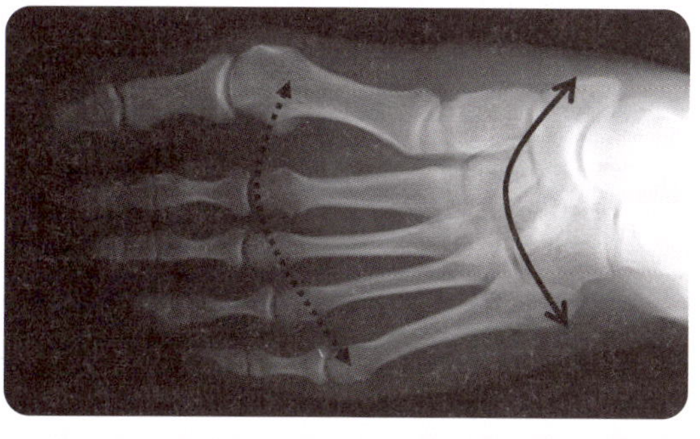

b. 족근골부의 횡아치(실선)와 중족골 골두부의 횡아치(점선)

그림 11 발의 아치 구조

중족골 골두부에서의 횡아치의 높이와 폭은 무관하게 증감할 수 있다. 골두와 골두가 접할 때까지는 발폭이 좁아져도 아치가 높아진다고는 할 수 없고, 중족골 골두부 횡인대가 늘어날 때까지는 발 너비가 넓어져도 아치가 낮아진다고는 할 수 없다. 이 범위 내에서 횡아치는 자유롭게 높이와 폭을 선택할 수 있게 된다. 또한 횡인대는 시간이 지나면 늘어나고, 제1과 제5중족골골두는 회내하는 것에 의해 크고 넓어지는 것이 가능해진다. 이것이 개장족, 무지외반증, 소지내반증의 원인이 되고 있다.

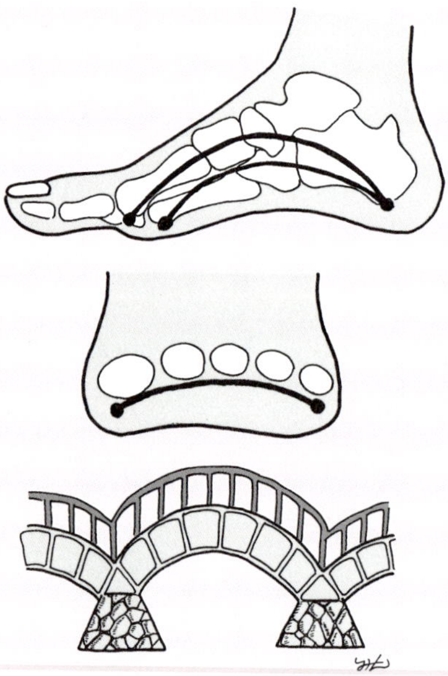

그림 12 아치

17. Freiberg 병(Freiberg's disease)

어떤 통증? 고등학교 때 농구부에 들어갔다. 달리거나 점프하면 제2족지의 밑동이 아프다. 걷고 있을 때도 발끝밀기 때 아프다.

제2Köhler병이라고도 불리는 중족골골두의 골단염(epiphysitis)으로 대다수가 제2중족골에 발생한다. 압도적으로 여성에게 많으며(9 : 1), 발육이 왕성하고 스포츠 활동이 활발한 13~19세에 발병한다. 발끝밀기 때 제2MTP관절에 통증이 있으며 운동으로 악화된다. 압통과 종창이 있지만 발적, 열감은 없다. 축압을 걸거나 MTP관절을 강제적으로 배굴시키면 통증이 심해진다. X선 사진에서 골두의 편평화, 경화나 분절이 나타난다. 방치하더라도 운동량의 감소와 자연경과에 의해 대부분은 통증이 완화된다. 그러나 골두의 변형이 남아 40대부터 변형성 관절증이 생기고 통증이 재발하는 증례도 있다. 이것을 방지하기 위해서는 운동량을 줄이고 MTP관절의 배굴을 억제하는 안창과 바닥이 딱딱한 운동화를 처방한다. 통증에 대해서는 NSAIDs 외용제, 때로는 내복약도 사용하지만 대증요법에 지나지 않는다. 온열해법, 물리치료도 마찬가지이다. 스포츠 활동을 그만두고 싶지 않은 환자에게는 골두 족저측의 정상적인 관절면을 회전시켜 근위지골 관절면에 대향시키는 회전 절골술을 시행한다.

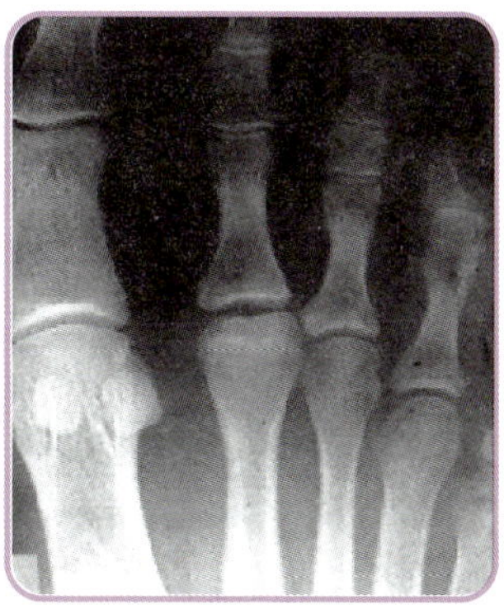

그림 13 Freiberg 병
제2중족골의 골두가 편평화되어 있다.

제1Köhler 병과 제2Köhler 병

Freiberg 병과 Köhler 병은 같은 발의 골단염에 속하며, 같은 Köhler 병으로 불리고 있었으므로 같은 질환이라고 생각되기 쉽다. 그러나 Köhler 병은 방치해도 완전하게 원래대로 치유하는 데 비해(154쪽 참조), Freiberg 병은 변형을 남겨, 장래 변형성 관절증이 되어 통증이나 운동 제한의 원인이 될 수도 있으므로 확실하게 구별하고 치료 방침도 완전히 별도로 생각하지 않으면 안 된다.

18. Morton 신경종(Morton's neuroma)

어떤 통증? 여행에서 너무 오래 걷고 나서 제3족지와 제4족지의 밑동이 아프고, 발가락 사이로 울린다. 꽉 끼는 구두를 신으면 아프고, 맨발로 바닥을 걸어도 아프다.

진정한 종양인 신경종이 아니라 압박에 의해 신경이 비대한 가성신경종이다. 신경 주행의 특성에 의해, 제3~4족지 사이의 총족저측지신경(common plantar digital nerve) 이동성이 결여되어 압박받기 쉽다. 심하게 손상되면 염증을 일으켜 축삭간의 섬유화를 일으키고 신경이 방추 모양으로 비대해진다. 한 번 비대해지면 밟혀 눌리기 쉬워지므로 악순환에 빠진다. 제3족지의 외측, 제4족지의 내측에 타는 것 같은 방산통이 생기지만 전형적인 통증은 적으며 발끝밀기 때 압통을 주소로 하는 경우가 많다. 발끝밀기 때에는 골두부가 돌출되어 압력이 집중될 뿐만 아니라 신경이 신전되어 개장족이 심해지고, 구두 안에서는 내외측으로부터 밀려 골두간이 좁아져 신경이 압박받기 쉬워진다. 그 때문에 안정과 함께 발가락의 배굴을 방지하기 위해서 전체 길이의 허리쇠(shank)를 넣은 둥근 밑창으로 폭이 넓은 구두를 처방한다. 포착신경병증이 본래 모습이므로 국소적 NSAIDs, 스테로이드의 국소주사도 유효하다.

19. 덧발톱(accessory nail)

어떤 통증? 발톱의 옆에 작은 발톱이 생겨서 닿으면 아프다.

소지 발톱의 외측이 분리된 것처럼 되어 젖혀져 아프다. 세세하게 잘라 낫지 않을 것 같으면 조갑기질(nail matrix)을 절제한다.

20. 선천성 지절유합증 (congenital symphalangia)

어떤 통증? 제4족지와 소지 사이에 티눈이 생겨 아프다

진화한 것인지 퇴화한 것인지 모르겠지만 소지의 원위지골과 중지골이 선천적으로 유합되어 있는 사람이 적지 않다. 제4족지, 나아가 제3족지까지 DIP관절이 유합되어 있는 경우도 있다. 소지에서는 PIP관절도 유합되어 하나의 지골이 될 수도 있지만 드물다. 단지증과는 달라 길이도 정상적이며 DIP관절부에서의 부푼 모양도 남아 있다. 특별히 장애는 없지만 DIP관절이 움직이지 않기 때문에 관절부의 부푼 곳이 신발이나 인접 발가락에 닿아 티눈의 원인이 되는 경우가 있다.

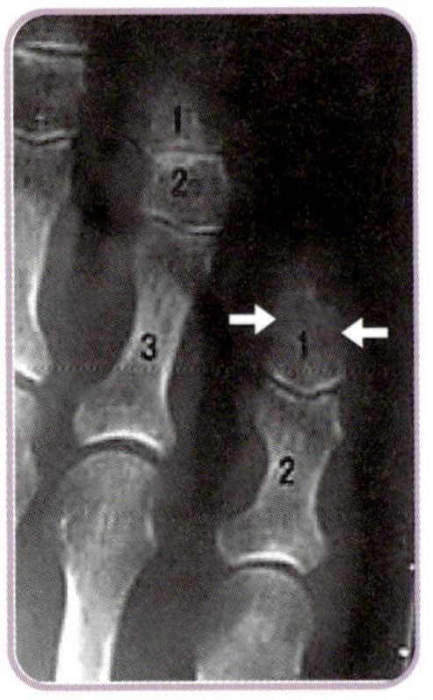

그림 14 소지의 지골이 2개 밖에 없다

소지의 잠재골절(occult fracture)

소지는 부딪치기 쉬운 장소이다. 타박 후에 X선 사진에서는 골절이 없다는 말을 들었는데 '통증이 계속된다'고 하며 내원하는 환자가 있다. X선 사진을 찍어 보면 선천성 지절유합증의 DIP관절이었던 곳의 부푼 곳에서 골절되어 있다. 본래 관절공간이어야 할 부위가 골절되어도 골절이라고는 생각하지 않는다. 골절 특유의 장축에 가해지는 압력에 대한 통증이나 운동통이 있지만 X선 사진에 먼저 눈이 가버린다. X선 사진도 알고 보면 관절공간과 달리 가장자리가 예리하지만, 있어야만 하는 것이 없고 없어야 할 것이 있다는 까다로운 이야기이므로 틀리게 된다. '3개 있어야 할 것이 3개로 보이니까 틀리는 것도 무리는 아니다'라고 환자에게 설명하고 있다.

21. 소지내반증

어떤 통증?

폭이 좁은 펌프스나 하이힐을 신은 후, 소지의 외측에 굳은살이 생겨 구두에 닿으면 아프다.

무지외반증과 대칭적으로 소지가 내측으로 구부러지는 변형이다. ① M4M5각이 크다, ② 중족골이 원위부에서 외측으로 만곡된다, ③ 제5MTP관절만이 내반한다, 라는 3종류의 소지내반증이 있다. 제5MTP관절 외측이 튀어나와 구두에 닿는 것 외에 발톱 외측에 티눈이 생기거나 제4족지에 발톱이 파고들거나 해서 아프다. 무지에 비해 작기 때문에 변형이 눈에 띄지 않기 때문인지, 소지내반증을 주요 증상으로 내원하는 환자는 적다. 그러나 빈도 통증의 강도 모두 무지외반증에 필적하거나 그 이상이다. 패드나 패치로 대증적으로 치료하는 것 외에 신발을 수선한다. 수술은 대개 원위부에서의 교정 절골술을 시행한다.

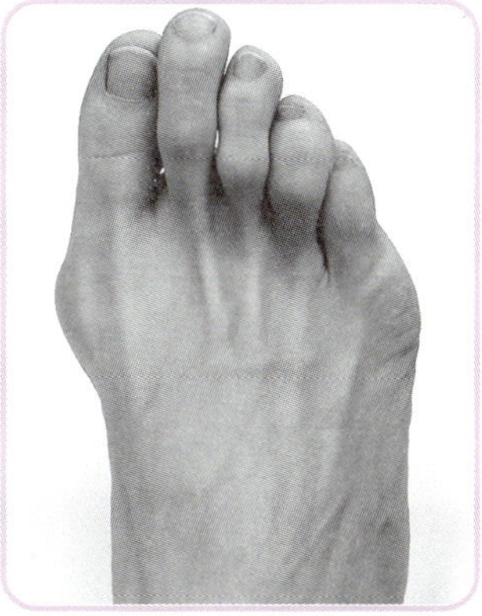
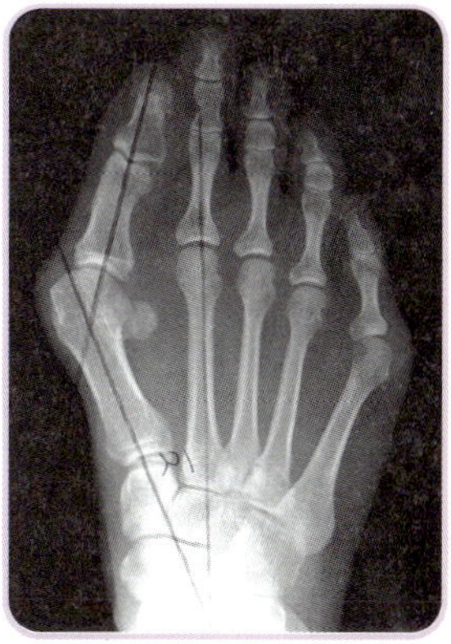

그림 15 M4M5각이 넓은 소지내반증

22. 발톱밑혈종(subungual hematoma)

어떤 통증? 돌을 발톱 위에 떨어뜨리면 발톱 아래에 내출혈이 발생하여 검게 되고 가만히 있어도 욱신욱신 아프다.

발가락에 물건을 떨어뜨리거나 발가락이 어딘가에 끼어 발톱 아래에 출혈이 발생하면 발톱이 검푸르게 되고 욱신욱신 아프다. 꽉 끼는 신발을 신어 발톱이 계속 압박받거나 반대로 너무 큰 신발을 신어 발가락으로 버티게 되어 발톱 아래에 출혈이 발생되거나 해서 발톱이 떠버리는 경우도 많다. 원인을 알고 있으면 진단은 간단하다. 외상에 의한 조갑하 혈종을 보았을 때는 지골골절이 있는지 어떤지가 문제가 된다. 발톱밑혈종의 통증은 폐쇄된 공간에 출혈되어 내압이 높아지기 때문이다. 지골이 골절되어 있을 경우에는 오히려 욱신욱신 하는 자발통은 약하기 때문에 자발통으로 골절을 예상할 수 없다. 골절이 있으면 발톱을 만지지 않고 끝부분부터 조금 아래를 향해서 밀어도 간접적 통증이 있고, 발가락 족저면으로부터 누르는 편이 발톱을 누를 때보다 아프다. 골절이 의심되면 X선 사진을 찍는데 제4족지와 소지에서는 선천성 지절유합증의 유합부에 골절선이 있어 마치 관절공간과 같이 보여 간과하는 경우가 있다. 발톱밑혈종은 매우 아프지만, 혈액을 제거하면 거짓말과 같이 통증이 사라져 환자는 매우 고마워한다. 혈액의 제거법에는 다음 두 가지 방법이 있다.

인두법

클립의 끝부분을 풀어 'L'자 모양으로 만든다. 가스라이터로 끝부분이 작열할 때까지 가열해 발톱의 검은 부분에 꽉 누르고 '두둑' 소리가 날 때까지 밀어 넣는다. 피가 뿜어져 나오면 곧바로 멈춘다. 물론, 그 이상 밀어 넣으면 환자는 아파서 비명을 지른다. 무서울 것 같은 방법이지만, 발톱을 뜨겁게 하여 자른 순간에 혈액이 폭발적으로 증발하고 증기에 밀려 나온 혈액이 철사의 주위로부터 분출해 철사의 끝부분을 차게 한다. 약간의 요령을 기억하면 위험은 없다. 급성인 경우에는 출혈이 계속되므로, 쥬스 캔에 2개의 구멍을 뚫는 것과 같은 요령으로 반대쪽 구멍을 뚫지 않으면 흘러나오지 않고 막힌다. 2개의 구멍을 낼 때는 발톱 밑에 이미 혈액은 없고, 빈 공간뿐이므로 처음할 때보다 신중하게 실시한다. 아파서 하루도 잘 수 없었던 통증이 한 순간에 없어지므로 환자가 매우 고마워하는 좋은 방법이다.

송곳법

인두법이 무섭다는 환자나 의사에게는 또 하나의 방법이 있다. 이것은 18게이지의 일회용 주사바늘을 송곳과 같이 사용하여 발톱에 구멍을 뚫는 방법이다. 주사바늘을 발톱에 수직으로 세워 송곳으로 구멍을 뚫듯이 빙글빙글 돌려 구멍을 뚫어 가면 피가 바늘 끝에서 새어나온다. 밀어 넣는 힘을 줄여 바늘끝의 가장자리에서 구멍을 넓히듯이 회전시키면 피가 분출해 나오므로 여기서 멈춘다. 인두법과 같이 반대 구멍을 뚫는데, 2번째는 혈액이 분출하지 않기 때문에 신중하게 실시한다. 이것도 조갑기질(nail matrix)을 뚫어 버릴 것 같아 무섭지만, 발톱밑혈종에서는 발톱 아래에 공간이 있으므로 익숙해지면 간단하다. 또한 18게이지 바늘에는 SB침과 각침(cutting needle)이 있는데 침처의 각도가 다르다. 송곳법은 앞이 조금 둔한 SB침 쪽이 쉽다.

23. 발톱괴사

어떤 통증?

꽉 끼는 구두를 무리해서 신고 있었더니 발톱이 검어지고 아프며 떠 버렸다.

발톱을 부딪치거나 구두로 압박해, 발톱이 조갑기질(nail matrix)로부터 박리되어버린다. 새로운 발톱이 밑에서부터 자라나오면 자연스럽게 탈락하지만, 방해되는 것 같으면 절제한다.

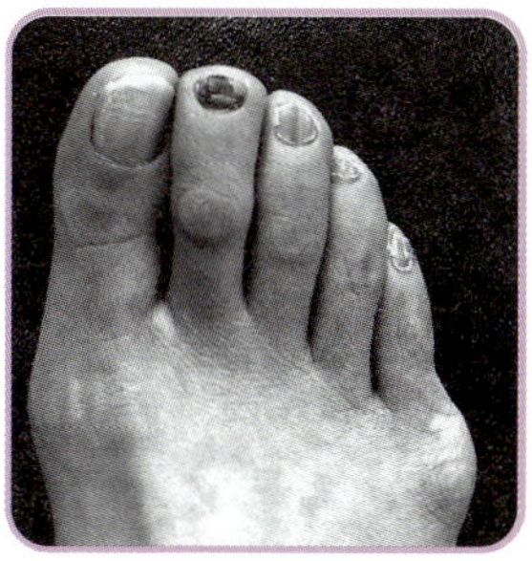

그림 16 흑색발톱

24. 족지간 티눈

어떤 통증? 꽉 끼는 구두를 신고 있으면 발가락 사이에 티눈이 생겨 닿으면 아프다.

인접한 발가락의 발톱이나 관절팽대부분이 닿아 티눈을 만드는 경우가 있다. 많은 경우 외측 족지열에 발생하며, 폭이 너무 좁은 하이힐이 원인이므로 적절한 폭과 길이의 신발을 신도록 지도한다. 티눈 위에 링형 패드를 대고 경과를 보지만 한 번 생긴 티눈은 신발을 개선해도 좀처럼 사라지지 않는다.

25. 지골골절

어떤 통증? 책상의 모서리에 발가락을 부딪힌 후 부어서 너무 아프다.

책상 모서리를 차거나 문 아래에 발가락이 끼거나 위에 물건을 떨어뜨리거나 하여 발가락 뼈가 부러지는 경우가 적지 않다. 원인이 분명하고 통증이 있으며 부어 있으면 골절을 생각하는 것은 쉽다. 그러나 임상 증상으로 단순한 타박이나 염좌와 골절을 구별하기 위해서는 주의 깊게 간접통증을 확인할 필요가 있다. 골절이라면 압통이 있는 부분을 피해 관절이 움직이지 않게 장축을 따라 압력을 가했을 때에도 통증이 있다. 염좌나 탈구만 있고 골절이 없으면 관절을 움직이지 않는 한 통증은 없다. 발톱 끝에서 세심하게 눌러 가면 'Malgaigne 압통점' 이라고 불리는 국소적 통증이 있다. X선 사진을 보면 알기 쉬울 것이라는 생각도 있지만, 골절 유무의 진단을 X선 사진에 의존하는 것은 한심하다. 영양 혈관(vessels of vessels)의 진입구멍이나 골단선(epiphyseal line)을 골절로 잘못 알거나 지절골유합부위의 골절을 관절공간으로 생각하여 놓치지 않기 위해서도 골절은 이학적 소견으로 진단하고 X선 사진으로 확인한다는 기개가 있었으면 좋겠다.

발가락의 골절이라고 하면 Alfence〔스펀지로 된 쿠션재절이 붙은 알루미늄제의 부목(10호를 주로 사용)〕가 좋다고 생각하기 쉽지만 Alfence는 발바닥에 닿아 매우 걷기 어렵다. 인접한 발가락과 반창고로 고정하는 것만으로 충분한 경우가 많다. 다만 수상 직후는 부어 있으므로 느슨하게 고정하지 않으면 꽉 죄여 위험하다. 무지 이외의 골절은 굴곡과 신전 시에 인접한 발가락에 간섭받지 않으면 조금 변형이 남아도 지장은 없다. 그런 의미에서도 인접한 발가락과 반창고로 고정하여 움직이면 자연스럽게 좋은 위치로 돌아올 것이다. 무지의 경우에는 가성관절이 되는 경우가 있으므로, 반창고 고정을 하고 3주간은 체중부하를 하지 않도록 한다. 체중부하를 피할 수 없는 경우나 관절면에 걸리는 골절은 수술을 시행한다.

26. 지골의 내연골종(enchondroma)

어떤 통증? 특별히 부딪친 적도 없는데 발가락이 갑자기 아파졌다.

흔한 질환은 아니지만 통증이 선행되고, 특별히 외상이 없는데도 골절이 발생되고 갑자기 통증이 악화된다. 진단은 X선 사진으로 한다. 골절을 일으키면 가골이 생겨 자연치유되는 증례도 있다. 골절되기 전이면 소파술 시행 후 골이식 할 수도 있다.

27. 지절간관절의 염좌 · 탈구

어떤 통증? 발가락이 문 사이에 끼어, 비틀었더니 구부러져버려 아프다.

발가락의 탈구를 볼 기회는 많지 않다. 손가락에 비해 짧고 신발로 보호받고 있기 때문일 것이다. '부딪혔을 때 발가락이 구부러져 있었는데, 스스로 잡아당겨 치료하였다', '저절로 치유되었다' 라는 이야기를 자주 듣는다. 종자골이나 건의 조임(incarceration)이 없으면 의사에게 가기 전에 탈구가 자연정복되어버리는 경우도 많을 것이다. 따라서 심한 염좌와 정복된 탈구는 구별하기 어렵다. 관절의 불안정성이 남아 있으면 탈구이지만 초기에는 아파서 검사할 수 없고, 정복되어 있으면 발가락과의 반창고 고정 이상의 처치는, 무지를 제외하고는 필요 없다. 무지의 경우는, MTP관절의 신전구축이나 종자골 복합 구조의 장애를 남기면 통증의 원인이 될 뿐만 아니라 나오지 않게 변형성 관절증의 원인이 되므로 3주간의 중립 상태 고정과 체중부하하지 않는 것이 필요하다.

28. 물갈퀴 열창(web space laceration)

어떤 통증? 소지가 의자 다리에 걸렸는데 발가락의 가랑이가 찢어졌다.

소지가 어떠한 물체에 걸려 제4~5족지 사이의 물갈퀴부위가 찢어진다. 웬만한 경우는 봉합하지 않아도 잘 붙으므로 창상의 처치만 해도 괜찮다.

29. 지골 골수염

어떤 통증? 무좀을 방치해두었더니 빨갛게 붓고 굉장히 아파졌다.

지골 골수염은 많이 볼 수 있는 질환은 아니다. 조갑감입, 백선증, 당뇨발 합병증으로 파급성으로 골수염을 일으키는 일이 있다. 혈류가 많은 부위이므로 표저(felon) 등의 감염증을 일으켜도 절개배농으로 치료하지만, 한 번 골수염이 되면 골소파술, 절제가 필요하다.

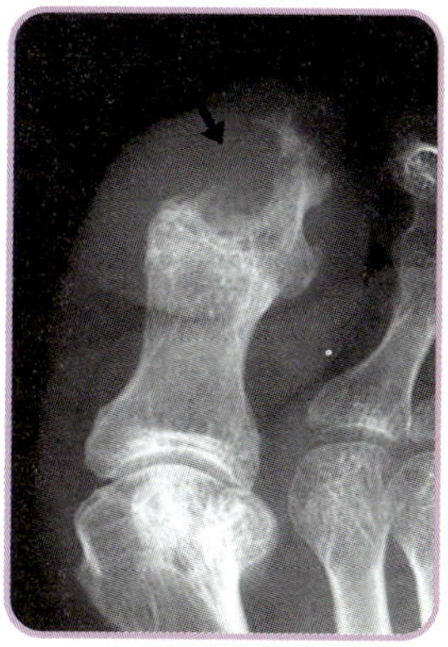

그림 17 지골 골수염

30. 거지증(megalodactyly)

어떤 통증? 선천적으로 발가락이 크고, 닿으면 아프기 때문에 신발을 신을 수 없다.

치료가 매우 어려운 기형이다. 모든 조직이 종양과 같이 비대해져 있으며, 중증이 되면 절단이 유일한 치료 수단이 된다. 신경도 굵고, 굵기를 바꾸는 일도 불가능하다. 횡절단에 열 절제를 더해도 높이 때문에 일반적인 신발을 신을 수 없는 경우가 많다.

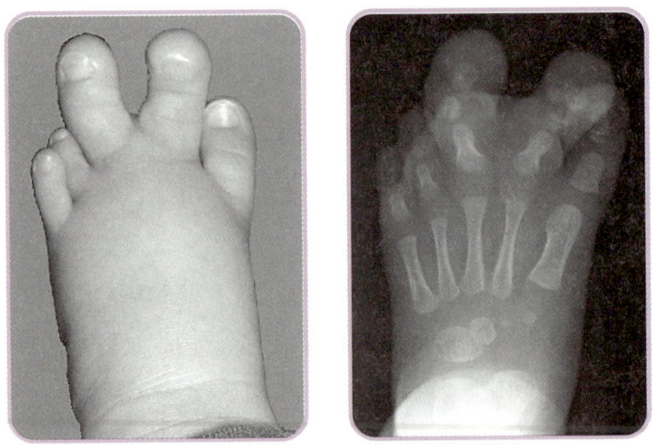

그림 18 거지증
가장 치료가 어려운 기형 중 하나이다.

31. 다지증(polydactyly)

어떤 통증? 무지(소지)의 옆이 구두에 닿아 아프다.

소지에 많다. 신발을 신었을 때에 닿으므로 수술자국이 외측에 오지 않게 가능한 한 내측 과잉지를 절제한다. 마찬가지로 가장 외측의 발톱이 변형되면 신발에 닿는다. 고정된 발가락은 출생 시에 절제되는 일이 많으며, 삼각지절골(delta phalanx)이 집게발 형태 다지증의 한 부분인 경우도 있다. 골성 소지외반증이나 소지내반증도 신발이나 발가락에 닿아 통증의 원인이 된다.

32. 합지증(syndactyly)

어떤 통증? 수술 흉터가 딱딱해져 꽉 끼는 구두를 신으면 아프다.

피부성 합지증은 기능장애가 되지 않지만 기형을 싫어하는 풍습에 의해 일본에서는 수술하게 되는 경우가 많다. 다합지증에 대해 감수 수술로 발가락열을 절제할 때는 발 너비와 수술 반흔의 위치가 중요하다. 입체적인 다합지증에서는 발가락 수를 맞추기보다 중족골골두의 높이를 가지런히 하는 것이 중요하며, 무언가가 돌출되면 수술 후에도 통증을 동반하는 굳은살로 인해 고민하게 된다.

33. 개장족(spread foot)

어떤 통증? 제2, 제3중족골 골두부의 족저부에 굳은살이 생겨 아프다. 발이 퍼져, 엄지와 소지의 밑동이 구두에 닿으면 아프다.

문자 그대로 발이 부채꼴로 퍼지는 변형으로 중년 이후의 여성에게 많으며 원위부 횡아치의 저하를 수반한다. 무지외반증 및 소지내반증의 원인이 되고 폭이 넓은 신발 밖에 신을 수 없게 된다. 제2, 제3중족골의 골두부에 굳은살이 형성되어 아프다. Morton 신경종이나 중족골 골두부통의 원인이 되기도 한다. 외관은 전족부가 부채꼴로 퍼져 편평하게 되며, 체중부하하면 심해진다. 그 자체는 맞는 신발을 찾기 어려운 것뿐이지만, 앞에서 기술한 많은 장애의 원인(반대로 결과라고도 생각된다)이 되며, 중년 이후 발 장애의 요인이 된다. X선 사진에서는 M1M5각의 증가를 보이고, 주로 M1M2각, M4M5각의 증가가 원인이 되고 있다. 중년기의 급격한 체중 증가, 근력이 수반되지 않는 운동량의 증가, 관절 주위 조직의 염증에 의한 불안정성의 증가 등이 원인으로 생각되지만 분명하지 않다. 중족골을 양측으로부터 지지하는 끈구두의 착용과 중족골패드가 있는 안창을 처방하지만 효과의 확실성은 증명되어 있지 않다. 그러나 그 밖에 효과적인 보존요법이 없기 때문에 대증적으로 중족골패드를 이용하는 경우가 많다. 무지외반증, 소지내반증에 의한 통증이나 장애가 심한 경우에는, 제1, 제5중족골 교정 절골술로 발 너비는 확실하게 좁게 할 수 있다. 그러나 원위부 횡아치를 재건하는 것은 어려우며, 시도에 지나지 않는다.

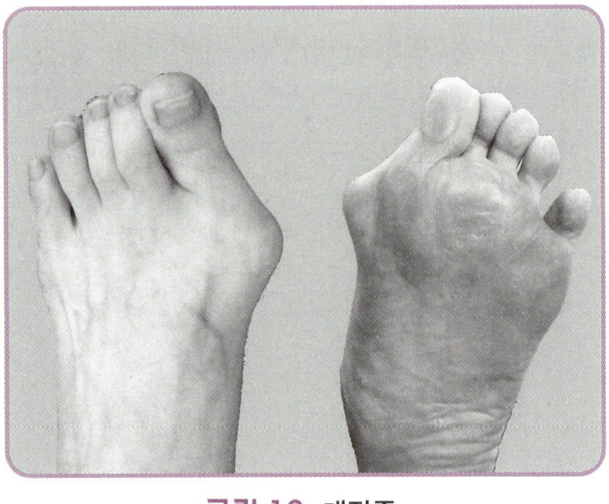

그림 19 개장족
무지외반증과 소지내반증. 제2, 제3중족골 골두부에 큰 굳은살이 있다.

34. 통증을 동반한 부주상골

어떤 통증? 예전부터 발 내측이 튀어나와 있었다. 고등학교에 들어가 동아리 활동으로 농구를 하고 나서 아프기 시작하여 최근에는 걷는 것만으로도 아프다.

부주상골(accessory navicular bone)은 주상골 내측에 있는 부골로 주상골과 반관절을 형성하고 후경골근의 일부가 부착한다. 부주상골은 약 20%에 나타나며 족부의 과잉뼈로서는 가장 많지만 치료를 필요로 할 정도의 통증은 의외로 적다. 사춘기의 스포츠 선수에게 많으며, 주상골 내측의 돌출부에 일치해서 통증을 호소한다. 염좌 등의 외상이나 격렬한 운동이 자극이 되어 발병되는 경우가 많다. 원인은 부주상골과 주상골 사이의 연골판이 외상에 의해 손상되고, 후경골근건의 반복적 견인력에 의해 생긴 섬유조직의 염증, 골연골염, 내지는 연골판의 가성관절로 생각된다. 운동량을 줄이는 것이 중요하지만 돌출부가 신발에 의해 압박되는 것도 한 요인이므로 신발의 가장자리가 닿지 않게 개량한다. 급성기에 염증이 심한 시기에는 국소부위의 안정, 경우에 따라서는 3주 정도의 석고 고정을 실시하고 습포나 진통소염제를 투여한다. 통증이 심한 경우에는 국소마취제와 스테로이드의 국소주사를 병용한다. 염증이 가라앉은 시기부터 내측 가장자리를 낮게 하여 부주상골부위를 제외한 아치받침을 처방한다. 후경골근건의 긴장을 완화시키기 위해 내측 쐐기창으로의 아치받침도 효과가 있다. 보존적으로 개선되지 않는 증례에서는 부주상골의 적출술을 시행한다.

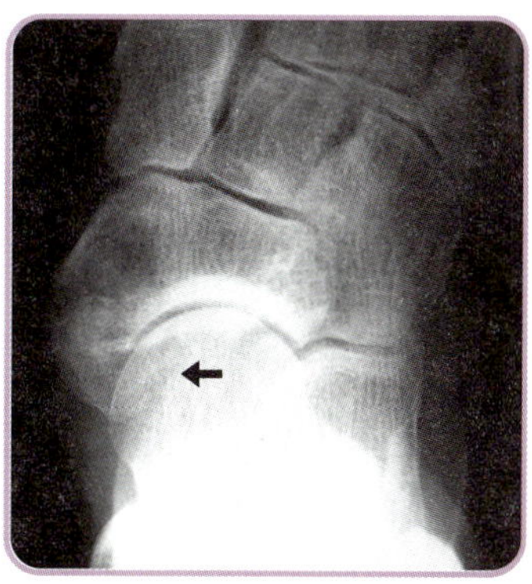

그림 20 통증을 동반한 부주상골

35. 족저근막염(plantar fasciitis)

어떤 통증? 조깅을 시작한 후 내측 종족궁부위가 아파졌다.

족저근막 부착부염이 발꿈치 전방 가장자리에 압통이 있는 데 비해 족저근막염에서는 발바닥 내측 종족궁 부근에 통증과 압통이 있다. 런닝 등의 운동이 과도한 경우나, 계단 모퉁이에 부딪치는 경우 등이 계기가 되는 경우가 많다. 기상 시에 잠깐 아픈 것뿐만 아니라, 보행이나 운동으로 통증은 악화된다. 족관절과 MTP관절을 배굴시켜 굴근이나 건, 건막을 긴장시키면 경결부위를 만질 수 있는 경우도 있다. 미묘한 손상에 의한 만성 염증 때문에 족저근막이 섬유화와 반흔화를 일으키고 단축된 족저근막에 과도한 긴장이 걸리게 되어 통증이 생긴다. 족저근막의 경결이 없어질 때까지 운동을 피하고 비교적 안정을 유지한다. 아치받침(arch support)은 종아치를 지지해 족저근막의 긴장을 감소시키지만 한편 경결부위를 직접 압박해 통증을 일으킨다. 실리콘 러버 등 부드러운 재질로 만든 아치받침을 시도해볼 가치가 있다.

증상이나 호발연령이 달라 굳이 족저근막 부착부염이나 종골극과 구별했지만 일반적으로 구별 없이 쓰는 경우가 많다.

36. 족저섬유종증(plantar fibromatosis)

어떤 통증? 몇 년 전부터 발바닥에 멍울이 만져졌다. 최근에는 딱딱한 것에 닿으면 아파서 걱정이다.

중노년에 많은 족저근막의 소결절성 섬유아세포성 증식으로 압통이 있고, 구축을 수반하는 경우도 있다. 족저의 Dupuytren 병으로 양성이지만 통증이 심하면 절제한다.

37. 내측족저신경포착(jogger 발)

어떤 통증? 조깅을 너무 열심히 한 탓인지 달리면 발바닥 내측종족궁부위로부터 발바닥 내측이 아프다.

경골신경이 내측 족저신경으로 나누어져 무지외전근을 넘어 심총지굴근건을 따라 있는 Henry 결절(Master knot of Henry) 부근에서 포착이 일어난다. 통증은 발 안쪽 내측 3개의 발가락으로 방산된다. 주상골 아래에 압통이 있고 발끝으로 서면 통증이 일어나며, 발 내측종족궁부위에 티넬(Tinel) 양상의 통증이 있다. 조깅에 의해 발생되므로 '조깅 애호가의 발(jogger 발)' 이라고 불리워진다. 새로운 아치받침의 장착을 계기로 발생되는 경우도 있으므로, 보장구나 조깅화는 신중하게 선택해야 한다. 운동을 앞두고 NSAIDs 외용제, 스테로이드의 국소주사를 시행하지만, 개선되지 않으면 Henry 결절부에서 종주상인대(calcaneonaviolar ligament)를 절단한다.

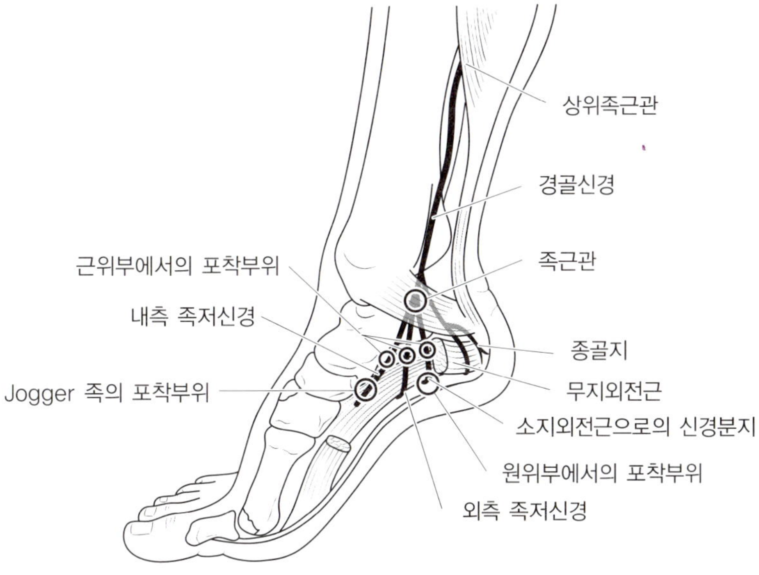

그림 21 경골신경의 포착부위

38. 구획증후군(compartment syndrome, 족부)

어떤 통증? 발을 차에 치인 후 빵빵하게 부었다. 점점 통증이 심해져 참을 수 없게 되고 게다가 마비까지 왔다.

하퇴부의 구획증후군(195쪽 참조)은 잘 알려져 있지만, 족부에도 내측, 중앙, 외측, 골간의 4개 구획이 있고, 하퇴부의 구획증후군과 같이 압좌(crush)나 다발성 골절에 의해 조직 내압이 항진되고 순환장애가 생겨 허혈구축이 된다. 족부 구획증후군은 높은 곳에서의 추락에 의한 다발성 골절이나, 타이어의 롤오버에 의한 고도의 압좌로 발생된다. 하퇴부의 경우와 마찬가지로 격벽을 절단하고 감장(減張)절개를 시행한다.

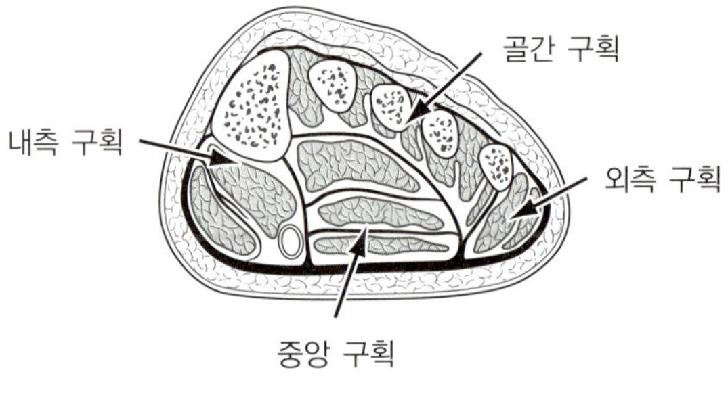

그림 22 족부의 구획

39. 편평족(pes planus)

어떤 통증? 오래 서 있거나 오래 걸으면 내측 종족궁 근처가 아파져 쉽게 지친다.

G. Hohmann은 편평족을 소아기, 사춘기, 성인기의 3가지로 분류했다. 소아기의 편평족은 변형이 주이고 통증은 적다. 사춘기의 편평족은 이른바 연축성 편평족으로 족근골융합을 합병하는 증례가 많다. 성인기의 편평족은 인대나 근력이 약해지고 체중부하에 의해 아치가 저하되면, 전족부가 개장된다. 체중부하하지 않았을 때의 형태가 정상이어도, 체중부하에 의해 아치가 저하되면 딱딱해진 인대가 신전되어 통증을 일으키는 것으로 생각된다. 진행하는 예에서는 변형이 뚜렷해져 관절증성 변화에 의한 통증도 수반한다. 성인기 편평족의 통증에 대해서는 아치받침을 이용하지만 아치의 높이를 교정한다는 것보다 단지 지지하는 것만으로도 좋다. 너무 높은 아치받침은 오히려 통증을 악화시킨다. 운동요법에 따르는 근력강화와 온열요법도 병용한다.

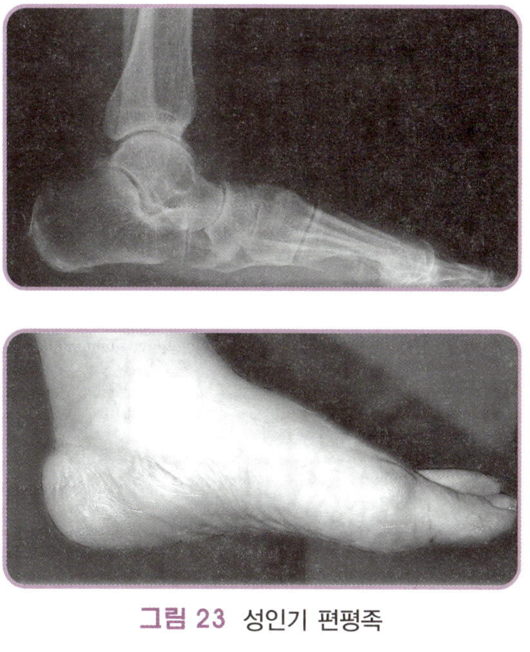

그림 23 성인기 편평족

40. 선천성 수직거골 (congenital vertical talus)

어떤 통증? 편평족으로 발의 내측이 튀어나와 있는 곳이, 오래 걸으면 아파진다.

태어날 때부터 외반편평족과 흔들의자바닥족(rocker bottom foot)을 보이며 진정한 편평족이다. 거골이 내반하고 저굴하여 수직에 가깝다. 신생아기부터 교정 캐스터로 거골의 정복과 종골의 인하를 실시한다. 교정을 할 수 없거나 생후 3개월 이상 방치된 증례는 수술이 필요하다. 기립이나 보행에 의해 변형은 악화되고 거골골두가 내하방으로 돌출되어 접지하면 체중부하에 의해 굳은살이 만들어진다. 수술은 보행을 개시하기까지 시행하지 않으면 관절이 딱딱해져 교정이 어렵고 다시 돌아가기 쉽다. 유럽에서는 적극적으로 편평족에 거골하관절 고정술을 하고 있지만 일본에서는 적다. 신생아기부터의 치료가 중요하므로 출생 시에 선천성 수직거골이 의심되면 수술 가능한 시설에 보낸다.

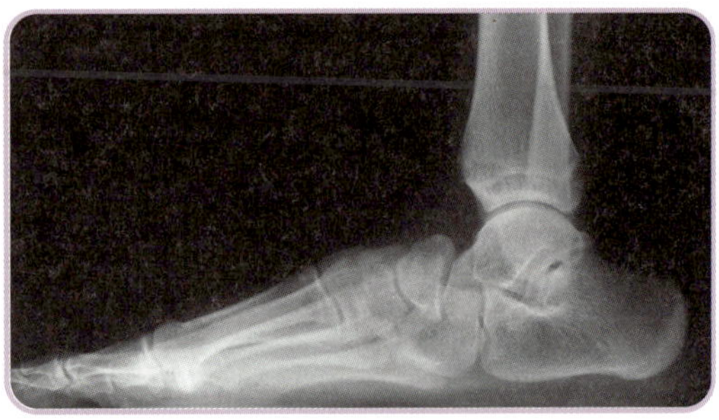

그림 24 선천성 수직거골(성장 후)

41. 요족(cavus foot)

어떤 통증? 발가락의 밑동에 굳은살이 생겨 아프다. 발등이 구두에 닿아 아프다.

편평족과 반대로 아치가 비정상으로 높아진 변형을 요족이라고 한다. 대부분 근력의 불균형이 원인이지만 원인이 명확하지 않은 증례도 있다. 후족부 내반, 전족부 외번, 갈퀴발가락(claw toe) 변형, 거퇴관절의 배굴 제한을 수반한다. 체중부하하여도 중족골골두 밖에 접지하지 않는 중증 증례에서는 무지, 소지 중족골 골두부 족저부에 굳은살이 생겨 통증을 일으킨다. 통증이 있는 증례에 대해서는 신발 깔창의 압통부에 해당되는 부분을 절제하거나 중족골 골두부의 근위부에 맞추어, 밑창에 나막신의 다리 모양으로 중족골 지지대(metatarsal bar)를 부착하거나 하여 중족골 골두부의 압력을 감소시키도록 한다.

42. 선천성 종외반족(talipes calcaneovalgus)

어떤 통증? 발꿈치와 발가락 밑동에 굳은살이 생겨 아프다. 신발을 신으면 발등이 닿는다.

출생 시 발이 하퇴부에 접할 만큼 매우 분명한 족관절 배굴과 경도 외반변형을 나타낸다. 저굴과 내반의 운동범위 제한이 있고, 반대로 배굴과 외반의 운동범위는 증가되어 있다. 족근골의 배열 · 형태 이상은 없고 배굴변형은 거퇴관절에서 생긴다. 저굴내반 상태에서 부목고정하여 서서히 교정하면 예후는 좋다.

43. 족저부 사마귀(plantar wart)

어떤 통증? 발바닥에 사마귀가 생겨 깎으면 출혈한다. 커지면 통증을 느낀다.

족저부 사마귀는 체중부하가 걸리는 부위에 호발하며 항상 짓밟히고 있기 때문에 불거져나오지 않고 안으로 향하는 바이러스성의 작은 돌기이다. 굳은살, 티눈과 유사하지만 사마귀는 표면의 각질을 깎으면 점상의 작은 출혈점이 보인다. 일반적으로 사람유두종바이러스(human papilloma virus, HPV) 1형이 원인이다.

44. 후경골근건기능부전증(PTTD)

어떤 통증? 몇 년 전부터 내과(medial malleolar) 밑이 붓고 아팠다. 최근에는 외과(lateral malleolar)쪽도 아파졌다.

내과부위에서 후경골근건 건초에 활막염이 일어나면 후경골근건은 수평부분 파열로부터 완전 파열까지 여러 가지 손상을 입는다. 후경골근건의 기능에 문제가 생기면 주상골을 견인하는 힘이 약해져 종아치는 저하되고 거골골두는 내측으로 이동하여 종골 위에서 내측 하방으로 벗어난다. 이와 동시에 종골은 외반하여 종아치가 저하되어 편평족이 되고, 전족부는 외전하며 무지외반증이 생긴다. 그 때문에 기립 상태에서 뒤에서 관찰하면 발꿈치는 '八' 자 모양이 되고 외전된 전족부는 발꿈치로부터 튀어나와 소지측의 발가락이 불필요하게 많이 보인다(too many toes sign). 동시에 한쪽 발 발끝서기가 불가능하게 된다. 처음에는 내과부위에 통증이 있고, 종골외반, 거골골두내반, 전족부외전의 변형은 쉽게 교정되지만, 시간이 지남에 따라 서서히 구축이 강해져 불가능하게 된다. 종골외반이 진행되면 통증은 내측의 족근관부위부터 외측의 외과 끝부분으로 이동한다. 초기에는 내측 쐐기창이 있는 안창이 효과가 있지만, 이렇게 되면 도수교정도 효과가 없다. 교정 가능한 시기에는 후경골근건의 건이행술, 종골의 절골술, 외측렬 연장술로 외반편평족을 수술적으로 교정한다. 교정이 효과가 없게 되면 거골하관절 또는 삼중관절 고정술을 시행한다.

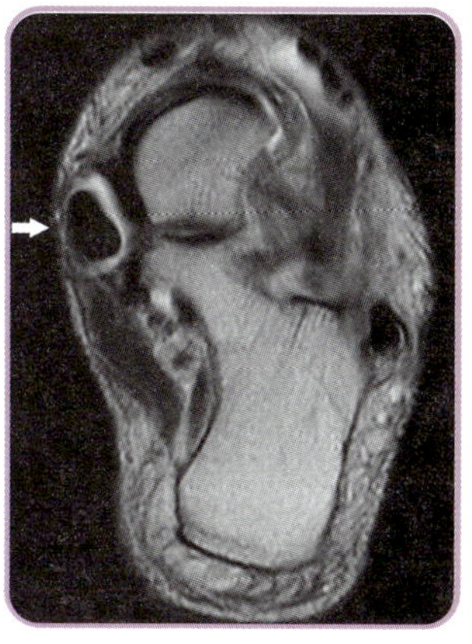

a. 후경골근건의 염증(건의 비대와 활액의 저류가 있다)

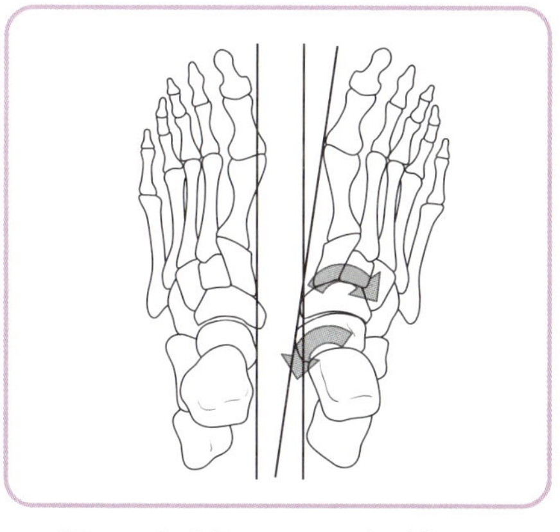

b. 거골골두가 내측으로, 족부가 외측으로 전위된다.

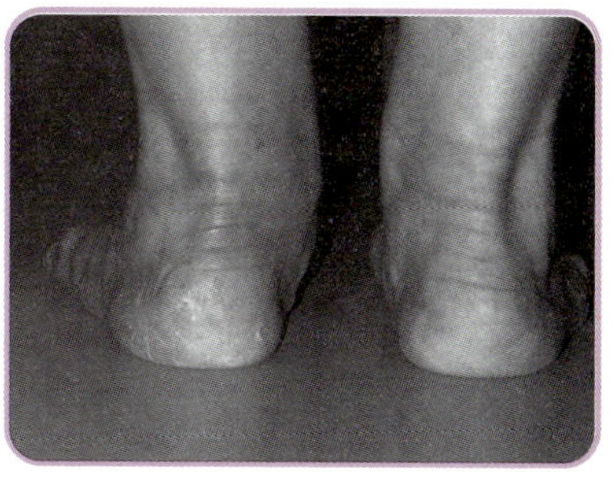

c. 종골은 외반되고 발가락이 많이 보인다(too many toes sign).

그림 25 후경골근건기능부전증(PTTD)

45. 비골근건 부착부염

어떤 통증? 최근 조깅을 시작했다. 발의 외측이 아파서 제대로 달릴 수 없다. 누르거나 발을 내측으로 비틀어도 아프다.

비골근건 부착부염은 os peronei(다음 항목 참조)와 같이, 비골근건의 제5중족골 부착부위에 통증을 호소한다. 비골근건의 과긴장과 과잉 사용이 원인이므로 운동을 멀리하는 것 외에 외측 쐐기창으로 긴장을 완화시키도록 한다. 국소적 NSAIDs, 스테로이드의 국소주사도 효과적이다.

46. 통증을 동반한 os peronei

어떤 통증? 런닝을 하고 있는 동안에 발의 외측이 아파졌다. 발을 내번시키면 아프다.

X선 사진에서 제5중족골 기저부의 근위부에 작은 부골이 있고 같은 부위에 통증, 운동시 통증, 압통이 나타나는 경우가 있다. 스포츠 선수에게 많으며, 외번 운동이나 강제로 내번시킬 때 통증이 증가된다. 장비골근건 내의 os peronei의 통증으로 되어 있지만 이 건의 굴곡부위이므로 점액낭염이나 건초염도 부정할 수 없다. 과도한 운동을 그만두고, 외측 쐐기창이 있는 안창으로 비골근건의 긴장을 완화시킨다. 국소적 NSAIDs, 스테로이드의 국소주사도 효과적이다.

47. 나막신골절(제5중족골 기저부 골절)

어떤 통증? 나막신을 신고 있을 때 발을 삐어 발의 외측이 붓고 아프다.

제5중족골 기저부 결절부위의 골절로 나막신을 신고 넘어져 골절되므로 이러한 이름이 붙었다. '나막신을 신고 있는 것만으로 유합된다' 라고 일컬어질 정도로 낫기 쉬운 골절이다. 그러나 통증이 있으므로 3주 정도는 석고 고정을 하는 편이 좋고, 그 편이 빨리 유합된다.

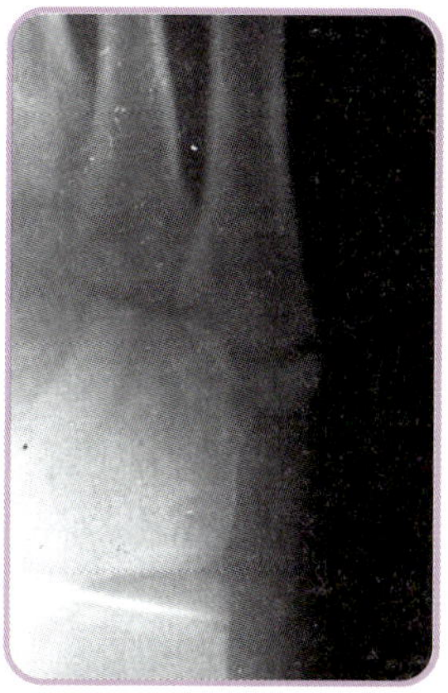

그림 26 나막신골절

48. 존스골절(Jones fracture)

어떤 통증? 달리기 연습을 심하게 했더니 발의 외측이 아팠다. 조금 비틀면 갑자기 통증이 심해져 달릴 수 없게 되었다.

나막신골절과 매우 유사한 제5중족골 기저부의 골절인데 기저부로부터 2cm 정도 원위부에 위치한 골간부골절로 운동에 의한 피로골절이다. 수상 전의 통증이나 종창 등, 피로골절을 떠올리게 하는 소견이 적은 증례는 나막신골절의 2배 정도의 기간 동안 석고 고정하면 보존적으로 치료될 수 있다. 그러나 스포츠 선수의 피로골절 증례에서는 골유합되기 어렵기 때문에 조기수술이 좋다.

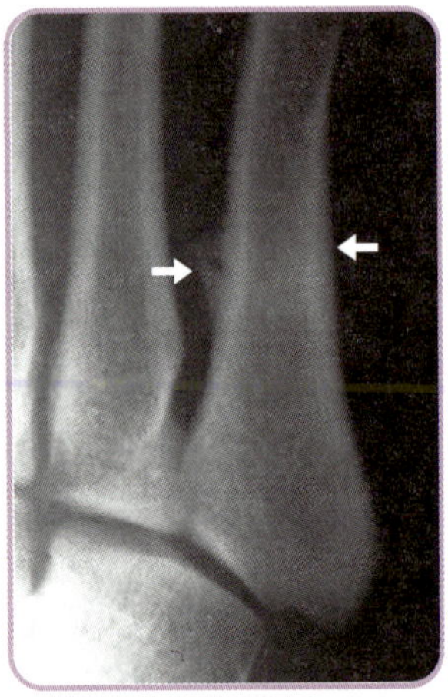

그림 27 존스골절
골간부에 뼈흡수와 가골형성이 동시에 나타난다.

49. 입방골 압박골절

어떤 통증? 발이 바깥으로 비틀려 몹시 심하게 삐었다. 발의 외측이 붓고 아프며 좀처럼 좋아지지 않는다.

'호두까기골절' 이라고도 불리어지며 외번 염좌의 기전으로 발생한다. 종골전방돌기골절과 함께 심한 염좌로서 간과된 뒤에 난치성 염좌로 방치되는 경우가 적지 않다. '호두까기골절' 이라고 불리듯이 종골에 압박되어 종입방 관절면의 연골하 뼈가 부수어진다. X선 사진에서는 종입방관절면을 따라 골절선을 볼 수 있다. 초기의 X선 사진에서 발견할 수 없어도 골위축증이 시작되는 3주일 후의 X선 사진에서 발견되는 경우가 있다. 놓쳐진 후 염좌로 치료되면 통증이 길어진다. 반대로 내번 염좌의 기전에서는 이분인대에 의한 입방골 박리골절도 있다.

50. 족근동증후군(sinus tarsi syndrome)

어떤 통증? 약 1년 전에 심한 염좌를 입은 후 좀처럼 낫지 않는다. 서 있을 때도 걸을 때도 체중이 걸리면 외과 앞의 안쪽이 욱신거린다. 심해지면 종아리 바깥쪽이 당기며 아프다.

족근동증후군은 외상 후에 후족부 외측의 통증과 족근동의 압통이 있고 족관절의 불안정감을 수반하는 증후군이다. 족근동 안으로의 국소마취제 주입으로 증상이 소실되는 것이 진단적 치료가 된다. 후거골하관절의 관절조영 이상 소견과 보행 시의 비골근 근전도학적 기능 이상이 객관적인 진단 기준이다. 족근동 내의 골간거종인대(interosseous talocalcaneal ligament)와 그 주위 조직의 손상이 원인으로 생각된다. 국소마취제와 스테로이드의 거골동내 주사가 효과가 있으며, 보존요법으로 약 2/3가 치유되고 나머지 90%도 족근동 내의 소파술에 의해 개선된다. 외측인대손상과의 합병도 많아 감별진단이 중요하다.

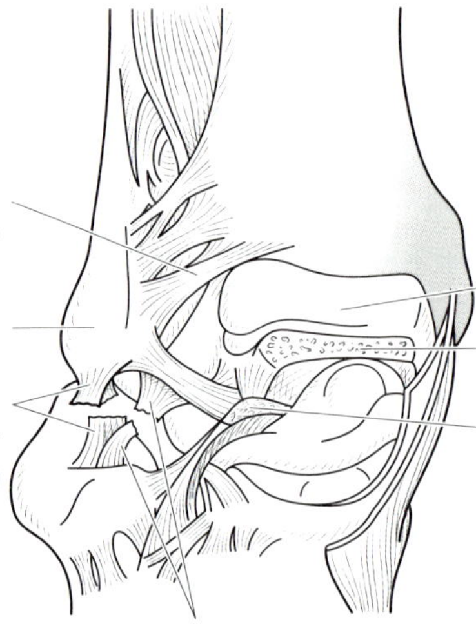

그림 28 족근동의 개관

51. 비골근건 건초염

어떤 통증? 종골골절 후, 걸으면 발꿈치 외측이 아프다.

비골근건은 외과의 하방에서 직각으로 방향을 바꾼 후, 건초에 싸여 종골결절 외측을 주행한다. 종골골절로 종골결절 외벽이 돌출된 채로 변형 치유되면 압박받아 협착성 건초염을 일으켜 아프게 된다. 외벽의 돌출부를 제거하면 건초염은 낫고 통증도 없어진다.

52. 선천성 종주상골융합 (congenital calcaneonavicular coalition)

어떤 통증? 중학교에 들어가 클럽 활동을 시작했는데, 특별히 다친 것도 아닌데 발목이 아프다.

선천성 족근골융합증은 거종간에 가장 많고, 그 다음에 종주간, 거주간에 많다. 종주간의 융합은 종골 전방 돌기 내측과 주상골밑 외측 가장자리 사이에 생기고, X선 사진의 경사영상(oblique view)에서 막대 모양으로 보이기 때문에 종주봉(calcaneonavicular bar)이라고 일컬어진다. 증상은 후족부의 유연성 감소로 회외구축을 보이는 경우도 있다. 중학생이 되어 골화되고 X선 사진에 찍히게 되어 발견되는 경우가 많다. 그러나 뼈가 연속되어 있지 않아도 접촉부의 형상으로부터 섬유성 융합을 진단할 수 있다.

53. 이분인대손상(bifurgate ligament injury)

어떤 통증? 발이 비틀린 후, 외과의 앞쪽이 붓고 아프다.

종골전방돌기와 입방골, 주상골을 연결하는 인대(172쪽, 그림 40 참조)로 족관절 외측인대 다음으로 손상되기 쉽다. 종입방 관절은 단단한 관절로 불안정성을 초래하는 경우는 드물지만 박리 골편을 수반하거나 스트레스 X선 사진에서 넓게 벌어져 있는 경우에는 3주 정도의 석고 고정을 필요로 한다.

54. 종골전방돌기골절

어떤 통증? 달리다가 넘어져 발을 삐었다. 발의 외측이 몹시 부어 아팠다. 붓기도 사라지고 통증도 개선되었지만 체중을 싣거나 발을 비틀면 아프다.

거골외측돌기골절(175쪽 참조), 입방골 압박골절(149쪽 참조)과 함께 가장 염좌로 잘못 알고 간과되기 쉬운 골절이다. 종입방관절면의 압박골절과 전방돌기 상부 가장자리의 이분인대 부착부의 손상이 있지만 모두 가까이 있는 이분인대손상으로 오진되는 경우가 많다. 외측 인대나 이분인대의 파열로 진단되어도, 3주 이상 진통과 종창이 계속되면 X선 사진을 재촬영해 압통부위를 중심으로 압박골절, 박리골절, 종골전방 돌기, 입방골관절면, 거골외측돌기 끝부분을 찾는다.

종골전방 돌기는 내번으로 박리골절, 외번으로 거골과 충돌해서 압박골절을 발생시킨다. 측면 X선 사진으로 거골과 겹쳐 놓친 후 난치성 염좌로서 장기간 치료되는 경우가 있다. 초기라면 3주 정도 석고 고정하면 완치된다. 만성인 예에서는 외측 종아치를 잡아주는 폭이 넓은 단단한 아치받침을 처방한다. 개선되지 않으면 골편을 절제한다.

55. 전족근관증후군 (anterior tarsal tunnel syndrome)

어떤 통증? 2, 3주 전에 발등이 꽉 끼는 구두를 신은 후부터 발등을 누르면 아프고 무지와 제2족지 사이(제1물갈퀴부)가 저리다.

심비골신경이 하신근지대(inferior extensor retinacular)나 단무지신근부위에서 포착되어 족관절의 전방부터 족배부에 압통이 있고, 제1물갈퀴부에 저림이나 위화감을 호소하는 증례가 있다. 신발끈에 의한 압박, 과격한 스트레칭, 앉아서 하는 업무에 의한 압박, 너무 높은 아치받침의 삽입 등이 원인으로 보존요법으로는 이러한 원인을 제거하고 스테로이드와 국소마취제를 국소주사 한다.

56. Lisfranc 관절변형성 관절증

어떤 통증? 옛날부터 자주 달리기를 했는데 40세경부터 달리면 가끔 발등이 아파지더니 최근에는 걷기만 해도 아프다. 그러고 보니 연습 중에 몇 번이나 염좌가 있었다.

과다한 사용이나 연령 증가에 의한 변화로부터 염좌, 탈구골절까지 여러 가지 원인으로 생기고, 체중부하에 의한 통증과 발등에 국소 압통이 있다. X선 사진에서는 Lisfranc 관절에 골극의 형성, 관절공간의 협소화, 골경화가 나타난다. 높은 아치받침으로 관절의 접촉 압력을 감소시키고, 운동을 억제한다. 통증이 개선되지 않으면 고정술을 시행한다.

57. 족근골혹(tarsal boss)

어떤 통증? 꽉 끼는 구두의 끈을 조이면 발등이 아프고, 좀처럼 좋아지지 않는다.

Lisfranc 관절이나 Chopart 관절의 골극으로, 배측에 골융기를 발생시킨다. 신발에 닿아 통증을 호소하고, 가끔 점액낭염이나 포착신경병증을 일으키는 원인이 된다.

58. Köhler 병(제1Köhler 병)

어떤 통증? 다친 것 같지 않은데 2, 3주 전부터 발이 아프다고 한다.

Köhler 병은 4~7세의 남자에게 많은(4 : 1), 비교적 보기 드문 질환이다. 주상골에 통증을 일으키고, 국소적으로 경도의 염증 증상을 동반하며, 파행의 원인이 된다. 그 X선 영상은 특징적으로, 편평화, 왜소화되고 경화상을 보이며 그 가장자리는 고르지 못하고, 분열되는 경우도 있다. X선 사진을 봐서는 상당한 변형과 성장장애를 남길 것 같은 우려가 생긴다. 그러나 치료는커녕 안정을 유지하지 않아도 2, 3년 이내에 X선 영상은 정상적으로 돌아오고 후유증도 남기지 않고 완치된다. 따라서, 장기간 안정을 취하게 하거나 운동을 금지하거나 해서는 안 된다. 그렇다해도 좌우를 비교하면 X선상의 차이는 누구라도 확실하게 알 수 있다. 이전 의사에게서 설명을 듣고 온 경우도 있으므로, 단순히 '걱정할 필요 없다', '이제 진찰받지 않아도 좋다' 라고만 말하면 오히려 더 걱정이 되어 여러 병원을 찾아다니는 것을 반복하게 된다. 충분히 설명하고 통증이 있는 동안은 비교적 안정을 유지하며, X선상 좌우 동일해질 때까지 반년에 한 번 정도 X선 사진으로 추적하는 것이 좋다.

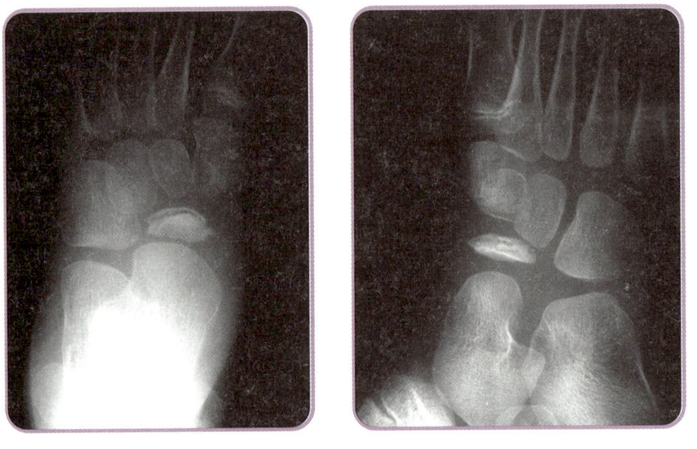

그림 29 Köhler 병
주상골이 부서져 경화상을 보인다.

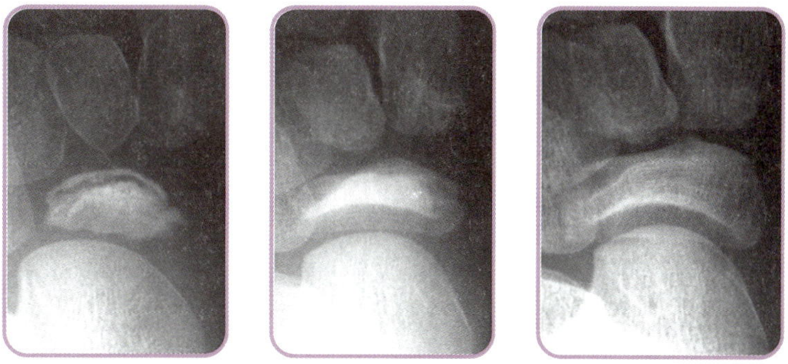

a. 초진 시　　b. 1년 후　　c. 2년 후

그림 30 Köhler 병의 자연 경과

59. 중족골 피로골절(행군골절, stress fracture of metatarsal bone)

어떤 통증? 발레 연습이 힘들고, 발끝으로 서면 발등이 아프다.

옛날에는 군대의 행군, 특히 독일식 행군으로 많이 발생하였다. 현재는 발레리나에 가장 많다. 제2족지는 길고 족근중족관절로 확실하게 고정되어 있기 때문에 제2중족골에 압박이 가해지기 쉽고 피로골절이 잘 발생한다. 치료는 과도한 운동을 금지하는 것만으로 충분하지만 통증이 심한 경우에는 단기간의 석고 고정이나, 단단한 재질의 아치받침으로 안정을 도모한다. 다만, 피로골절을 일으킬 정도의 연습을 하는 발레리나나 스포츠 선수에게 과도한 운동을 그만두게 하는 것은 상당히 어렵다.

60. 주상골 피로골절 (stress fracture of navicular bone)

어떤 통증? 야구부 연습을 심하게 하여 달리면 발등이 아프다.

소년 야구 등 과도한 운동에 의해 주상골에 피로골절을 일으키는 경우가 있다. 선천성 이분주상골일 가능성이 있으므로 감별을 필요로 하지만 안정에 의한 통증의 소실이나 가골의 형성에 의해 진단할 수 있다.

61. Lisfranc 인대손상

어떤 통증? 발끝이 걸려 넘어지며 심하게 삐었다. 발등이 부은 것은 많이 가라앉았지만 발끝에 체중을 실으면 발등이 아직 아프다. 발을 쥐면 아프다.

Lisfranc 인대는 내측 설상골 전외측과 제2중족골 기저부 내측을 비스듬하게 연결하는 인대이다. Lisfranc 인대의 명칭마저 알려져 있지 않기 때문에 Lisfranc 인대손상은 단순한 염좌로 간과되어져 잘 낫지 않는 염좌로 다루어지고 있는 경우가 많다. 과도한 저굴 상태에서 체중이 실리고 발끝으로부터의 외력으로 파열된다. 체중부하 상태, 특히 종아치나 착지 시 발등 부분에 통증이 생긴다. 국소 압통, 제1중족골의 저배굴, 내외전, 내외회전을 강제적으로 할 때 운동통이 있으며 중족부를 쥐고 압박하면 아픈 것이 특징적이다. Lisfranc 인대손상을 알고 있으면 수상기전과 오래 지속되는 특징적인 통증으로부터 쉽게 진단할 수 있다. 양측 체중부하 상태, 체중부하하지 않은 상태에서 족부 정면 X선 사진을 찍는다. 제1, 제2중족골 기저부의 간격이 건측에 비해 크고 체중부하 상태에서의 해당 간극의 변화가 건측에 비해 크다. 내측, 중간설상골 사이가 벌어져 있으며, 설상골간인대도 파열되어 있다. 초기에 진단이 되면 체중부하하지 않고 석고 고정을 3주, 그 후 보행 석고로 3주 고정한다. 그 후, 6주~12주, 아치받침을 착용시킨다. 도수정복은 어렵고 외고정으로 유지하는 것도 어려우므로 처음부터 간격이 넓은 증례에서는 중공(中空) 나사를 사용하여 투시하에 경피적으로 내측 설상골과 제2중족골 기저부를 고정한다. 3개월 해도 통증이 심한 증례는 제1~2중족골 기저부간 제1~2설상골 사이에 골이식을 시행해 관혈적으로 관절 고정한다.

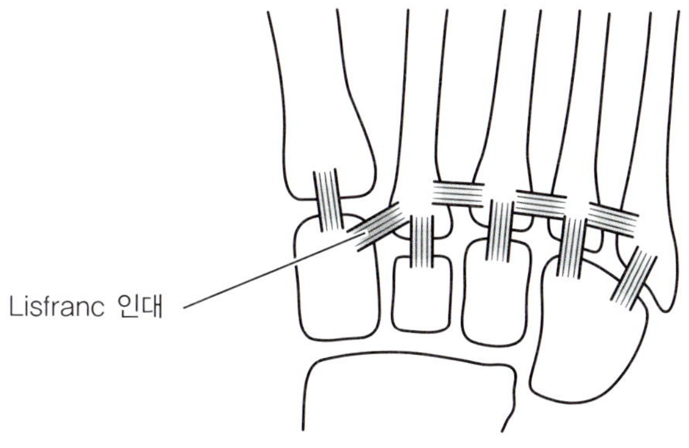

그림 31 Lisfranc 인대
제1, 제2중족골의 기저부에는 인대성 결합이 없다.

62. 선천성 단중족증 (congenital brachymetatarsia)

어떤 통증? 짧은 발가락 양측에 있는 발가락 밑동 족저면에 굳은살이 생겨 아프다.

가장 많은 것은 제4중족골 단축증이다. 양측성이어도 기능장애는 없다. 그 때문에 서양에서는 수술의 대상이 되지 않지만 일본에서는 기형에 대한 생각이 엄격해서인지 연장술을 하고 있다. 8 mm 정도까지는 한번 연장하여 뼈 블록을 이식할 수 있지만 그 이상에서는 외고정장치에 의한 가골연장법이 시행된다.

제1중족골이 단축되어 있으면 상대적으로 제2중족골이 길어지므로 중족골 골두부에 통증을 동반한 굳은살이 형성된다. 제4중족골 단축에 비해 기능장애도 있고 맞는 구두를 찾는 것도 어렵기 때문에 연장술을 실시한다. 제1, 제4중족골 단축증에서는 제1중족골에 맞추어 제2, 제3중족골의 단축과 제4중족골의 연장을 시행하는 경우도 있다.

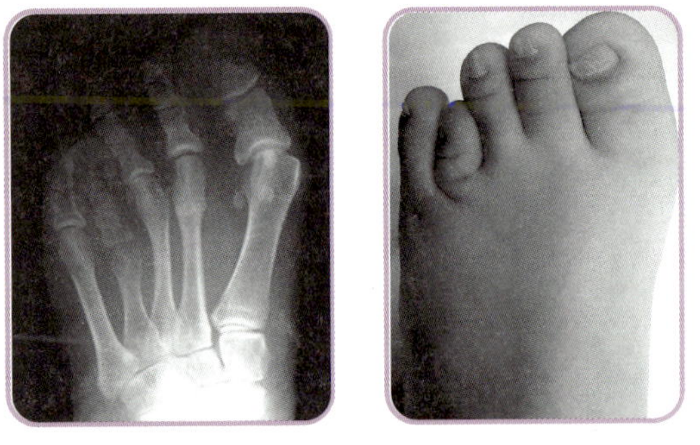

그림 32 선천성 제4족지 단축증

63. Chopart 관절변형성 관절증

어떤 통증? 옛날부터 자주 달리기를 했다. 40세경부터 달리면 가끔 발등이 아파지더니 최근에는 걷기만 해도 아프다. 몇 번이나 염좌가 있었다.

Chopart 관절의 변형성 관절증은, 주로 염좌로부터 탈구골절까지, 여러 가지 외상이 계속되어 일어난다. 족근골혹(tarsal boss)은 관절 가장자리의 골극이지만, 변형성 관절증으로서의 통증과 뼈융기가 신발에 닿아 통증이 있다. 변형성 관절증은 아치받침, 족근골혹은 구두에 패드를 대어 치료한다.

64. 종골극(calcaneal spur)

어떤 통증? 아침에 일어나 침대에서 내려와 체중을 실으면 펄쩍 뛸 정도로 발꿈치가 아프다. 치아를 닦고 있는 동안에 통증은 사라진다. 발꿈치의 전내측을 누르면 아프다.

40~50대에 많은 질환으로 기상 시 발꿈치를 바닥에 대면 심한 통증이 있지만 세수를 하는 동안에 사라지는 것이 특징이다. 기상 시 이외에도 걷기 시작하면 통증이 있는 경우가 있지만 보행에 의해 악화되는 경우는 적다. 종골결절 전내측의 족저건막, 단지굴근건의 부착부에 압통이 있다. 종골의 측면 X선 사진에서 족저면에 부리 모양의 골극 형성을 나타내는 경우가 많다. 그러나 X선 사진에서의 골극의 유무나 크기와 증상은 반드시 일치하는 것은 아니며, 골극이 그대로 있어도 증상은 소실된다. 따라서 골극이 물리적으로 연부조직을 자극하고 있는 것이 통증의 원인이 아니라 단지굴근건 부착부의 염증과 점액낭염이 그 원인이다. 치료는 온열 요법, 진통소염제 습포, 연고, 또는 내복한다. 압력을 감소시키기 위해

서 국소적으로 함몰된 안창이나 전체에 부드러운 쿠션재, 발꿈치의 체중부하를 줄이기 위한 아치받침 등도 제작하지만 통증이 기상 시로 국한되는 증례에서는 의미가 적다. 결국은 스트레치만 하고 있어도 치료 기간은 별로 변하지 않는다. '짧아도 3개월, 길면 3년' 이라고 하면서 경과를 보는 것만으로 대부분은 자연 치유된다. 증상이 심한 경우에는 몇 차례의 스테로이드 주사도 효과적인 증례도 적지 않지만 자주 사용해서는 안 된다. 매우 드물게 관혈적으로 건막절개를 필요로 하는 일이 있다.

종골극의 진짜 원인

종골극의 통증 원인을 설명할 때 '압정이 발에 박혀 있는 것과 같은 것이니까' 라고 하면 대부분의 환자가 납득하니 그렇게 믿고 있는 의사도 있다. 그러나 종골극이 있어도 아프지 않는 환자는 얼마든지 있고, 종골극이 커졌는데 오히려 통증이 없어지는 경우도 있다. 아픈 쪽에 종골극이 없고 아프지 않은 반대 측에 종골극이 있어 '좌우 체크를 잘못했다' 라고 방사선 기사에게 불평하는 의사도 있을 정도이다. 여기에서 알 수 있듯이 종골극은 다른 골극과 같이, 인대나 근육의 부착부 노화나 변성에 의한 미세한 손상이 치유될 때 화생(metaplasia)을 일으켜 뼈가 된 결과이다. 즉 단지굴근건이나 단무지굴근건 부착부의 미세한 파열이 치료되는 과정에서 골화가 생긴 것이며 이 미세 파열이 통증의 진정한 원인이다.

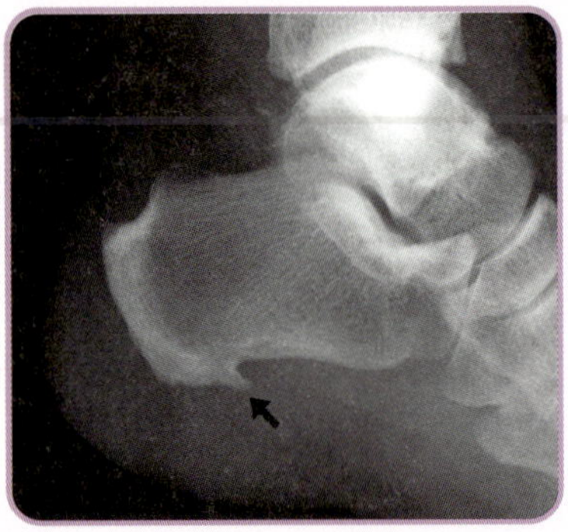

그림 33 종골극

종골극은 왜 아픈가?

신은 인간의 보증기간을 어느 정도로 한 것일까? 평균수명이 40세를 넘은 것은 그렇게 오래되지 않았다. 옛날에 공부한 골격 표본은 골극 투성이였는데 30대 후반의 인도인의 골격이었다고 들은 기억이 있다. 현재에도 물을 끌어올리는 데에 3시간, 연료를 줍는 데 3시간으로, 우리가 수도꼭지를 비틀고 가스에 불을 붙이는 정도의 일을 위해서, 하루의 대부분을 짐을 안고 걷지 않으면 안 되는 사람이 있다. 그런 사람의 몸은 40세를 넘으면 보증 기간이 끊어져 버린다.

사족보행을 하고 있었던 시대에는 지굴근은 나뭇가지를 잡거나 발톱을 세우거나 하는 데 사용될 뿐이었다. 그러나 직립보행을 하게 되면서 앞쪽으로 기울어져 체중이 전족부에 걸렸을 때 앞으로 넘어지지 않게 하기 위해 아치를 단단하게 하고 족부를 저굴 상태로 고정하기 위해서 지굴근군이 사용되게 되었다. 사족보행이라면 앞으로 넘어질 것 같으면 앞발에 체중부하되는 것만으로 좋다. 직립보행이 되면서 전체 체중에 저항해서 견디지 않으면 안 되게 되었다. 익숙하지 않은 일을 2인분 강요당하고 있는 것 같은 것이므로 보증 기간이 끝날 무렵에는 오래된 고무관과 같이 끌어당기면 표면에 금이 가버려 아픈 것이다.

아침에 일어나 발이 바닥에 닿는 최초의 한 걸음에 전체 체중이 걸리면 끊어지는 듯한 통증이 온다. 그러나 조금 걸어보면 끊어질 곳은 전부 끊어지므로 통증은 사라진다. 걷고 있는 동안에 끊어지는 곳은 점점 확산되지만 밤이 되어 침대에 누우면 보수 공사가 시작되어 끊어진 곳이 메워진다. 그리고 이튿날 아침, 또 발이 바닥에 닿으면 끊어진다. 몇 시간의 보수 공사이므로 찰과상에 생긴 부스럼딱지와 같으며 약간만 당겨도 끊어져서 아프다. 이것을 매일 반복하면서 마침내 보수 공사가 늦어져 들러붙지 않게 될 때까지 계속되는 것이다. '행실이 좋은 사람은 3개월, 나쁜 사람은 3년'이라고 농담처럼 설명하고 있지만, 사실은 스트레치라도 해서 그렇게 안정을 유지하지 않는 편이 통증은 심해도 빨리 낫는 것 같다.

65. 족저근막 부착부염

어떤 통증? 아침에 침대에서 내려와 걷기 시작할 때 아프다.

종아치를 활이라고 하면 현에 해당되는 족저근막이 종골과 MTP관절 저측을 연결하고 있다. 종아치는 전족부에 체중부하될 경우에 긴장해서 전체 체중을 받는다. 그리고 발끝밀기 때에는 MTP관절이 배굴할수록 짧아져 종아치를 높게 하여 에너지를 보존하고 있다고 생각되고 있다(감아올리기 효과, windlass effect). 이와 같이 기립보행 시에 항상 긴장을 강요당하고 있기 때문에 종골부착부에 염증을 일으킨다고 생각되고 있다.

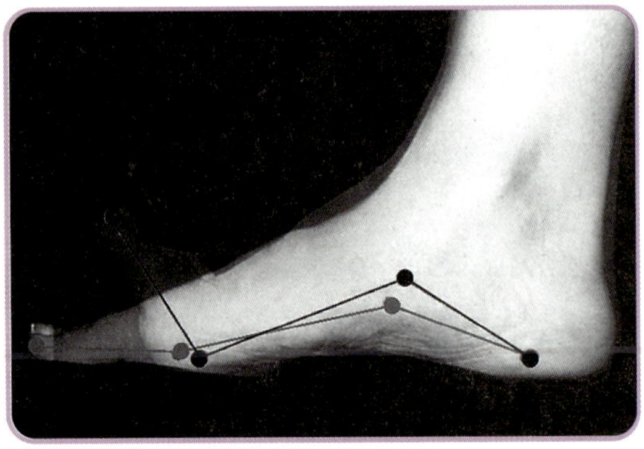

그림 34 Windlass effect
MTP관절을 신전하면 아치가 올라간다.

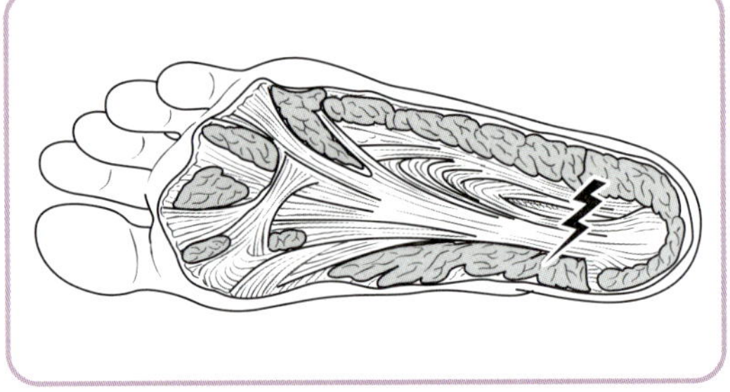

그림 35 족저근막 부착부의 통증

66. 종지방체 위축(heel pad atrophy)

어떤 통증? 발꿈치가 서 있는 것만으로도 저릿저릿 아프다. 특히 딱딱한 바닥 위를 걸으면 심하다.

발꿈치에 통증을 호소하며 발꿈치의 지방체에 팽팽함이 없고 이동성이 심해서 쉽게 종골을 만질 수 있다. 족저근막염이나 종골지의 포착과는 통증의 성질이나 부위가 다르다. 압통은 분명하지 않거나 부위가 일정하지 않다. 통증은 걸을수록 심해지며 힐컵(힐카운터)으로 통증은 경감되지만 완치되는 경우는 적다. NSAID의 외용제, 힐컵 등의 쿠션재, 굽을 높게 해서 체중을 앞으로 걸리게 하는 것 등으로 대처한다.

67. 천비골신경포착

어떤 통증? 발꿈치의 외측을 누르면 아프고 앞 쪽에 저리는 부위가 있다.

하퇴 외측의 하부 1/3부분에서 천비골신경이 심부 구획으로부터 표면으로 나올 때 근막에 의해 포착되어 하퇴 외측이나 외과부, 족부배측 외측에 통증을 호소한다.

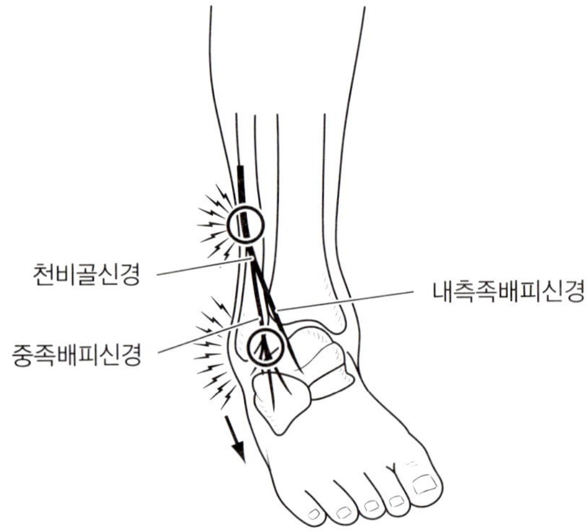

그림 36 천비골신경의 포착부위

68. 아킬레스건주위염

어떤 통증? 오랜 기간 마라톤을 했는데 요즘들어 달리면 아킬레스건이 아프다.

아킬레스건에는 건초가 없고 힘줄주위조직(paratenon)으로 덮여 있다. 아킬레스건에 외상이나 과도한 긴장 또는 자극이 더해지면 이 힘줄주위조직이 염증을 일으켜 종창, 부종으로 섬유성 비후를 일으킨다. 그 때문에 아킬레스건 주위는 부어 보행 시에 통증이 있으며, 아킬레스건 자체는 굵고 딱딱하게 만져지며 압통을 동반한다.

주치료는 보존요법으로, 급성기에는 안정고정을 실시하고, 국소적 습포나 연고를 처방한다. 증상이 심한 경우에는 진통소염제의 내복이나 아킬레스건 주위에 스테로이드의 국소주사를 한다. 건 자체나 빈번한 스테로이드 주사는 아킬레스건파열의 원인이 되므로 피한다. 그 후는 스포츠나 일상 활동의 정도를 조절하면서 온열요법이나 연고 등으로 소염작용을 도모한다. 아킬레스건의 긴장이나 스트레스를 경감시키기 위해서 발꿈치가 높은 구두나 발꿈치에 쿠션재를 사용하게 한다. 만성화되면 딱딱한 결절상으로 비후된 아킬레스건을 만질 수 있게 되어 스포츠 선수에서는 파열의 원인이 되므로 비후된 paratenon의 절개 및 압력을 줄이는 수술이 필요한 증례도 있다.

69. 아킬레스건 부착부 점액낭염

어떤 통증? 골프를 너무한 탓인지 발꿈치 뒤가 아프다.

족관절 후방의 점액낭염은 아킬레스건에 의해 안쪽과 바깥쪽으로 구분된다. 바깥쪽 아킬레스건점액낭은 피부와 아킬레스건의 사이에 있어 신발의 뒤 가장자리에 의한 압박이나 마찰로 염증을 일으킨다. 급성기에는 발적, 압통이 있는 종창이 아킬레스건 부착부 후외측에서 신발의 발꿈치 상부 가장자리가 닿는 부분에 나타난다. 보존적 치료의 첫 번째는 신발에 의한 압박을 피하는 것이며, 후상방 가장자리가 안쪽으로 파고드는 것 같은 신발은 피해야 하므로, 자연적으로 샌들이나 뮬이 선호되고 있다. 만성화되면 딱딱한 굳은살로 된 혹이 되며 화종(靴腫)이라 불리운다. 국소적 자극을 피하는 것과 동시에 진통소염제 습포제, 연고나 온열요법도 처방하지만 증상이 심한 경우에는 스테로이드 국소주사가 필요하다.

내측 아킬레스건 점액낭은 아킬레스건과 종골 후상부의 대결절 사이에 있고, 외측과 같게 구두의 후상방 가장자리에 압박받아 염증을 일으킨다. 이 때 종골대결절이 특히 돌출되어 있는 것을 Haglund 병이라고 부르며 보존적 치료 효과가 없는 경우에는 종골대결절의 후상부를 절제하는 경우도 있다.

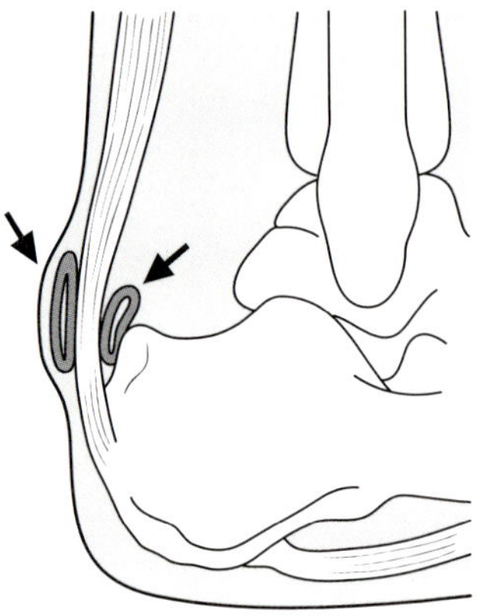

그림 37 **아킬레스건 부착부 점액낭염**
점액낭은 아킬레스건의 앞뒤 2군데에 있다.

70. 종골골단염(Sever 병)

어떤 통증? 초등학교에서 오래달리기를 시작하고 나서 발꿈치 뒤가 아프다.

유소아는 운동 후에 발꿈치 후하방의 통증을 호소하는 경우가 많다. X선 사진을 찍으면 종골후방의 골단핵에 경화상이나 분절상을 보이는 경우가 있다. 이것을 종골의 골단염으로서 Sever 병이라고 부르고 있다. 이 골단핵은 6~7세에 나타나고, 16~18세에 종골 체부와 유합한다. 여러 가지의 상을 나타내지만 경화상이나 분절상이 있어도 완전히 무증상인 경우가 많다. 원인으로서는 아킬레스건의 과도한 견인, 지나치게 급격한 성장, 발꿈치에 대한 충격 등 여러 가지의 설이 있지만 분명한 것은 없다. 이러한 상이 병적인 상인지, 단순한 성장 과정인지는 확실하지 않다. 따라서 보존적 치료로서는 국소부위의 안정이나 온열요법을 시행하고, 신발의 굽을 높게 하거나 쿠션재를 깔아 발꿈치를 스트레스로부터 보호하는 정도면 된다. 예후는 양호하여 기능 장애를 남기는 일은 없기 때문에 천공술 등의 수술을 할 필요는 없다.

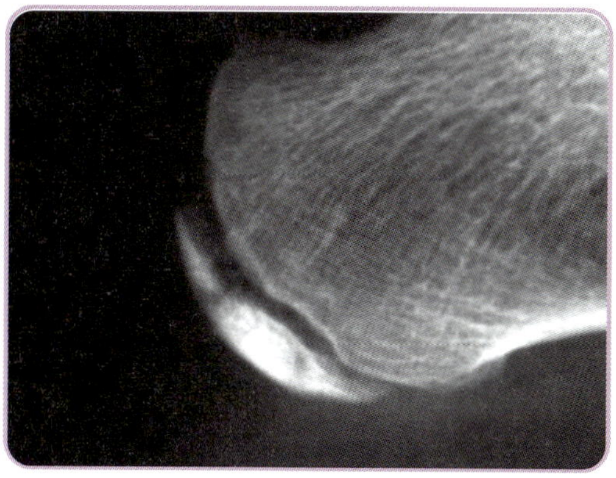

그림 38 Sever 병
골단핵의 경화상과 분절상

71. pump bump

어떤 통증? 하이힐의 발꿈치가 닿아 굳은살이 되고 아프다.

꽉 끼는 펌프스를 신는 여성의 발꿈치 후방, 아킬레스건의 부착부 바깥쪽에 펌프스의 월형(counter)에 스쳐서 생기는 혹의 속칭이다. Haglund 변형과 유사하지만 뼈성분이 아니라 피부의 혹으로 굳은살이나 점액낭염이다. 펌프스의 카운터를 넓히거나 카운터에 쿠션이 붙은 신발로 바꾼다.

72. Haglund 변형

어떤 통증? 운동을 하면 발꿈치 뒤가 아프다. 쉬면 좋아지지만 다시 시작하자마자 바로 아파진다.

종골결절부 후상방 외측의 비정상인 골성 돌출로 'Haglund 변형'이라고 말한다. 아킬레스건과 종골이 접하는 거리가 길어지고, 아킬레스건주위염, 점액낭염을 일으키기 쉬워진다. 수용적으로 절제한다. 아킬레스건주위염이 난치성이고 이 변형이 있는 경우는 절제하면 치료될 가능성이 있다.

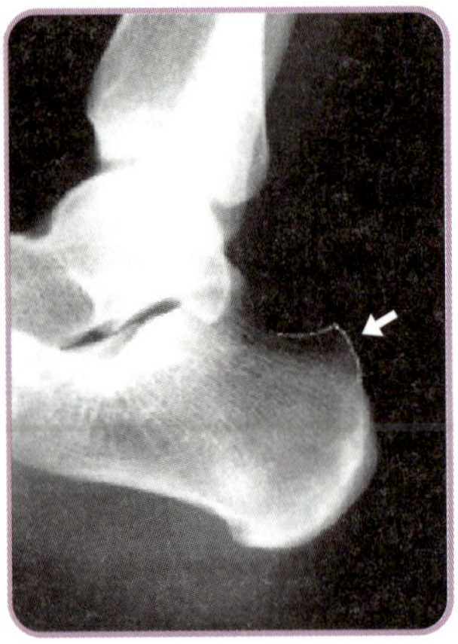

그림 39 Haglund 변형

73. 경골신경내측종골지포착

어떤 통증? 발꿈치 내측을 누르면 아프며 발꿈치 쪽으로 저리는 부위가 있다.

종골극이나 족저근막 부착부염과 같이 발꿈치 전방내측에 통증이 있지만, 기상 시 발을 디뎠을 때보다도 보행을 계속했을 경우에 통증이 악화된다. 족근관으로부터 통증부위에 걸쳐, 경골신경 내측 종골지를 따라 압통이 있고, 족근관부위나 무지외전근 부착부에 Tinel 양상의 통증이 있다. 굴근지대나 무지외전근의 심부근막과 족저방형근(quadratus plantae muscle)의 내측 가장자리 사이의 포착이다. NSAIDs 외용제나 내복으로 낫지 않으면 Tinel 양상의 통증이 있는 부위에 스테로이드의 국소주사를 한다. Tinel 양상의 통증이 분명하고 보존적 치료로 낫지 않으면 포착된 부위를 절개하여 포착을 해리한다.

74. 비골근경축성 편평족

어떤 통증? 하퇴부의 외측이 쥐가 난 것처럼 아프고 내측 중족궁부위가 피로하고 아파진다.

장단비골근건의 경축과 외반편평족을 특징으로 하여 족근동 등 거골 주위의 통증을 호소한다. 이 비골근의 경축과 외반편평족은 전신마취나 요추마취로 소실되는 것으로부터 거골 주위의 진통 자극으로부터의 도피 반사이며 방어반응이라고 생각되고 있다. 따라서 외반편평족이 관절구축에 의해 고정되기 전에 통증을 진정시켜 비골근건의 경축과 그것에 의한 변형을 제거하는 것이 중요하다. 보존적 치료로서는 진통소염제의 투여나 온열요법, 족근동으로 국소마취제와 스테로이드의 주입, 안정 목적의 비교정 상태에서의 석고나 단하지 보장구에 의한 고정, 안창의 사용이 있지만, 장기적인 치료를 필요로 하는 예나 재발도 적지 않다. 선천성 족근골융합증의 합병이 높은 빈도로 나타난다. 이것이 주요 원인의 하나라고 생각되고 있으므로 유합부가 절제 가능한 경축성 편평족은 조기에 수술해야 하는 것이라고 생각한다.

75. 거골하관절 불안정증

어떤 통증? 울퉁불퉁한 길을 걸으면 외과의 안쪽이 아프다.

거골과 종골을 단단하게 고정하고 있다. 족근동의 거종골간 인대가 부분 파열되면 거골하관절이 불안정하게 되어, 족근동을 중심으로 거골하관절에 통증과 불안정감이 생긴다. 스트레스 촬영으로 벌어지는 현상을 확인하는 것 외에 거골하관절조영으로 활막의 증식상인 미세유두의 소실을 확인하고, 관절경으로 거종골간인대의 부분 손상을 확인한다. 외측설상 안창의 사용이나 족근동으로의 스테로이드와 국소마취제주입으로 보존적으로 치료하고, 안 되면 골간 인대의 재건술이나 거골하관절의 제동술(arthroereisis)을 생각한다.

난치성 염좌의 4총사

족근동증후군(149쪽 참조), 비골근경축성 편평족(169쪽 참조), 거골하관절 불안정증, 선천성 족근골융합증(179쪽 참조)은 정형외과의에 있어서도 새로운 질환이다. 모두 외상 후의 후족부 외측의 난치성 만성통증으로, 족근동으로의 국소마취 효과, 편평족, 거골하의 불안정감 등의 특징이 있으며 공통점이 많다. 족근동에는 신경의 종말 기관이나 자유 종말이 많이 분포하고 있고 후족부 위치 센서의 중추가 된다. 이들 신경이 손상된 증후군을 통증, 불안정감, 경축, 운동범위 저하 등의 전면에 나온 주증상으로 파악되고 있는 것이 이 네 가지이며, 실은 같은 병태일지도 모른다고 생각하고 있다.

76. 족관절 외측인대손상

어떤 통증? 한 달 전에 넘어져 발목을 심하게 삐었다. 체중을 부하하고 발목을 배굴하면 아직 발목 앞쪽에서 약간 외측이 아프다.

족관절 외측에는 전 · 후거비인대, 종비인대가 있으며, 강제적으로 내번시키면 파열된다. 초기에는 3주간의 석고 고정을 하고, 불안정성이 남으면 3주간의 보장구 고정이나 테이핑을 추가한다. 단단한 고정은 인대의 치유에 유리한 반면, 구축과 관절 위치감각의 장애를 가져오므로 스포츠 선수에서는 저굴내반을 제한하는 보장구로 고정하는 것도 좋다.

전거비인대, 종비인대, 후거비인대를 합쳐서 족관절 외측인대라고 하며, 이 순서로 파열되기 쉽다. 전거비인대는, 비골하단(외과) 전방 가장자리와 거골경부 기저부 외측을 거의 수평으로 연결하여 거골이 전방으로의 일탈하는 것을 막고 있다. 종비인대는 비골하단과 종골결절부 외측의 소융기를 약간 후방으로 향해서 수직으로 연결하고, 종골과 거골 내반을 막고 있다. 족관절이 강제적으로 내번되어 손상되면, 초기에는 외과부위의 종창과 통증이 있고 피하출혈이 나타나며, 외과 전방 가장자리나 끝부분에 압통이 있다. 외측인대가 손상되면 전방으로 끌어내기나 거골 내반이 증가하겠지만, 이 시기에는 통증 때문에 근육성 방어가 강해서 분명하지 않다. 또한 수상 직후에 봉합한 증례와 외고정한 증례에서는 예후에 차이가 거의 없기 때문에 이 시기에 마취를 하고 검사해도 그다지 의미가 없다.

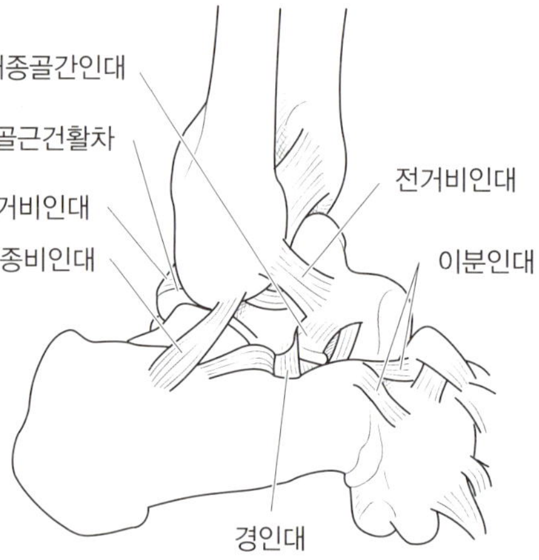

그림 40 족관절 외측의 인대

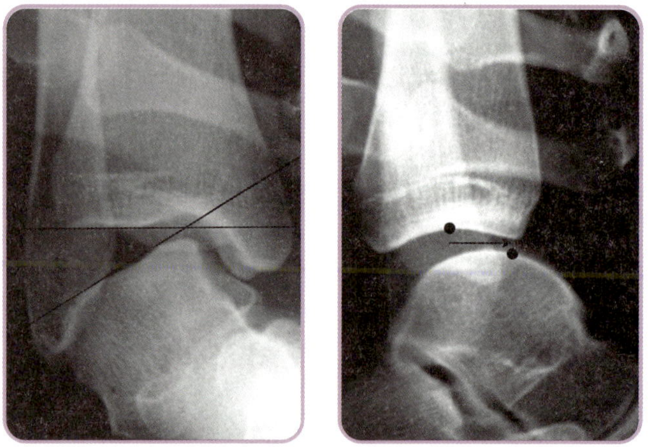

a. 거골경사　　b. 빼냄 현상

그림 41 족관절 외측인대손상의 스트레스 촬영

77. 전거비인대손상 (anterior talofibular ligament injury)

어떤 통증? 어제 발을 삔 후 발목의 외측이 붓고 아프다.

외과하단 전방 가장자리로부터 전방으로 주행하여, 족관절낭과 일체가 되어 거골외측돌기 전면으로부터 경부에 부착하는 인대로, 종비인대, 후거비인대와 함께 외측 인대를 구성한다. 외측 인대 중에서도 가장 손상되기 쉽고, 족관절 불안정성의 원인이 된다. 진구성이 되어 불안정성을 남기면 재건술을 생각한다.

78. 종비인대손상 (calcaneofibular ligament injury)

어떤 통증? 3주 전에 발을 삐고 나서 발의 외측이 붓고 아프며 좀처럼 좋아지지 않는다.

외과 끝부분에서부터 장단비골근건초 아래로 기어들어가, 종골결절 외측에 부착하는 인대로 전후거비인대와 함께 외측 인대를 구성한다. 외측인대 중에서는 전거비인대에 이어 손상 빈도가 높지만 단독 손상은 드물다.

79. 골간거종인대손상 (interosseous talocrural ligament injury)

어떤 통증? 발을 삐고 나서 발 외측이 붓고 내측이 아프며 좀처럼 좋아지지 않는다. 불안정한 느낌도 있다.

족근동, 족근관 내에 있는 키가 작고 폭이 넓고 두꺼운 단단한 인대이다. 염좌로 이 인대가 완전 파열되는 경우는 없지만 일부가 파열됨으로써 거골하관절 불안정증이나 족근동증후군을 발생시킨다.

80. 거골하관절 변형성 관절증

어떤 통증? 달리거나 균일하지 않은 땅을 걸으면 발꿈치 내측이 아프다.

종골골절에서 종골의 후거골하관절면이 함몰하면 도수적으로 정복하는 것은 불가능하며, 수술적으로도 해부학적으로 정복되는 것은 어렵다. 그 때문에 후거골하관절의 변형이나 전위를 남기는 경우가 많고, 변형성 관절증의 원인이 된다. 거골골절 후의 무균괴사도 원인이 되지만 증례는 적다. 발꿈치의 내외반으로 진통이 일어나므로 신발 목 높이를 높게 하여 종골을 잡아주거나 굽의 외측 플래어로 내반을 막지만 통증이 심하면 고정술을 실시한다.

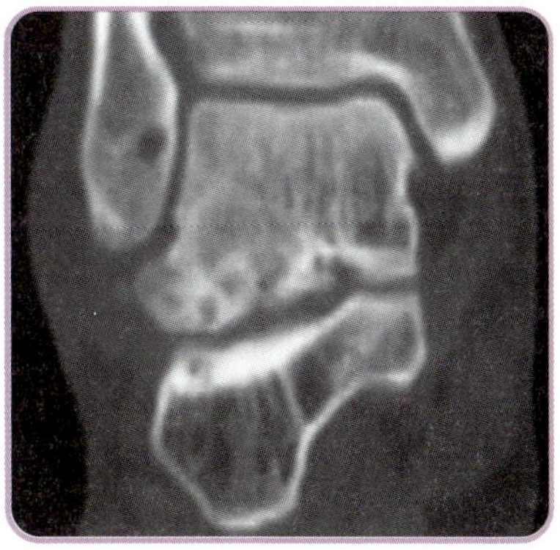

그림 42 거골하관절 변형성 관절증

81. 거골외측돌기골절

어떤 통증?

스노보드를 타다가 넘어져 심하게 삐었다. 붓기도 빠지고 통증도 줄어들었지만 체중을 싣거나 외측으로 발목을 젖히면 외과의 안쪽이 아프다.

거골외측돌기골절은 종골전방돌기골절(152쪽 참조)과 같이 난치성 족관절 염좌로서 놓치고 있는 골절 중 하나이다. 매우 드문 골절로 여겨져 왔지만 스노보드가 유행함에 따라 급증하였다. 따라서 스노보드에 의한 족관절 염좌는 X선 사진으로 거골외측돌기를 주의해서 판독하고 의심스러우면 CT로 확인한다. 급성 증례는 석고 고정을 6주간 실시한다. 끝부분 박리골절과 기저부 가로골절의 두 가지 형태가 있는데, 진구성 증례에서는 전자는 절제, 후자는 고정술과 골이식을 한다.

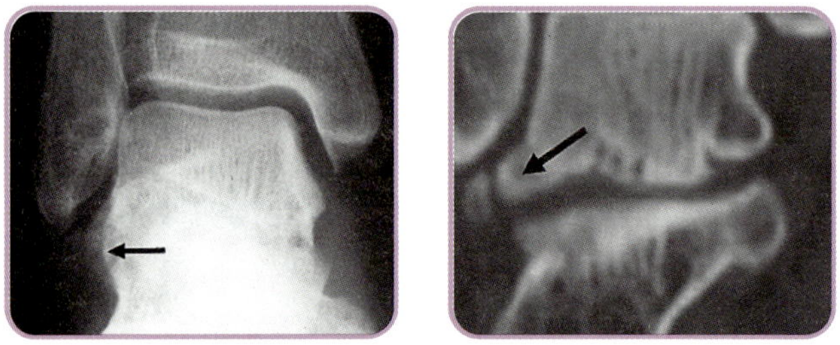

a. 단순 X선 사진 정면상　　　　b. CT 영상

그림 43 거골외측돌기골절

82. 진구성 외과하단 박리골절

어떤 통증? 발을 삔 후, 외과 전하방 가장자리의 통증이 가시지 않는다.

X선 사진에서 외과 하단에 작은 골편이 보이며 같은 부위의 통증과 외측 인대의 불안정성을 나타내는 경우가 있다. 물론 새로운 골절인 경우도 있지만, 대부분은 진구성의 박리골절로 가성관절이 되어 외측인대가 이완되어 염좌가 반복되는 경우가 많다. 통증이 낫지 않는 경우에는 작은 골편은 적출하고, 크면 가성 관절 수술로 골유합을 목표로 한다. 적출의 경우에는 외과하단 전방에는 전거비인대, 하연에는 종비인대가 부착되어 있으므로 인대의 재건술을 필요로 한다.

이전 의사가 염좌라고 설명하였으면, 오진이었다고 생각하는 환자가 많기 때문에 진구성의 경우에는 초기에는 발견이 어렵다는 것을 설명할 필요가 있다. 특히 소아기에 염좌라고 진단되어 있는 경우는, X선 사진에 찍히지 않는 연골골절이 성장 후 골화되고 나서야 비로소 X선 사진으로 진단 가능해지는 것을 잊어서는 안 된다.

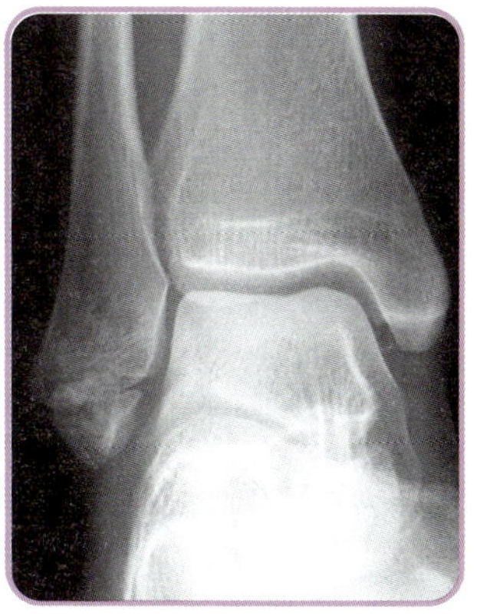

그림 44 외과하단의 진구성 골절

83. 비골근건 탈구 (peroneal tendon dislocation)

어떤 통증?

스키를 타다가 다리를 벋디뎠더니 외과의 뒤에서 소리가 나고 갑자기 아파졌다. 발을 벋디디면 발목 외측이 갑자기 아파지고 힘이 빠진다. 언제 이렇게 될지 몰라 너무 불안하다.

장 · 단비골근은 비골강을 하행해 비골 하단에서 전방으로 방향을 직각으로 바꾸어 족부에 다다른다. 상비골근지대는 비골후방부에서 비골구로부터 비골근건이 탈구하는 것을 막고 있다. 비골근건이 긴장된 상태에서 배굴 또는 족부의 내반이 강제적으로 되면 상비골근지대가 손상되고, 비골근건이 전외방으로 탈구한다. 급성기에는 경도 첨족 상태에서의 석고 고정, 힐업 보장구, 탄력붕대고정이 효과가 있다. 습관성이 된 경우에는 수술적으로 비골구와 지대의 재건을 시행한다.

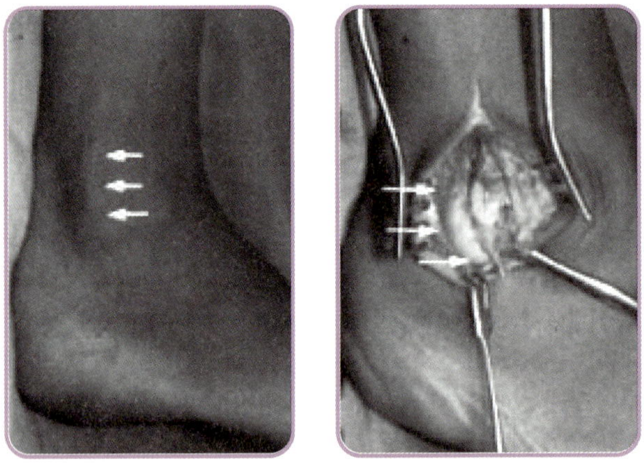

그림 45 외과 위로 탈구한 비골근건

84. 족관절활막 충돌증후군

어떤 통증? 보행 중에 갑자기 발목의 전외측이 아파진다. 걷고 있으면 잠시 후에 자연히 사라진다.

보행 중에 특별히 삔 기억도 없는데 갑자기 족관절이 걸을 수 없을 정도로 아파지고 매우 짧은 시간에 통증이 자연히 사라지는 경우가 있다. 이것을 일주일 또는 하루에 몇 번이나 반복한다. 임상적으로는 특별한 소견이 없고, X선 사진에서도 아무것도 볼 수 없다. 진찰 시에 소견이 없기 때문에 진단이 곤란하지만 이러한 중에 MRI에서 경도의 관절액 저류와 활막 증식이 확인되고 관절경으로 경비간이나 내과 · 외과와 거골활차 사이에 활막이 삽입된 것을 확인할 수 있는 증례가 있다. 염증에 의해 증식된 활막의 충돌이라고 생각되어 안정 고정, NSAIDs, 스테로이드 주입 등을 시도하고 안 되면 관절경으로 활막 절제를 시도한다. 거골활차의 골연골장애나 전거비인대, 경비인대, 삼각인대 등의 진구성 손상 등이 감별진단 대상이다.

85. 선천성 족근골융합증 (congenital tarsal coalition)

어떤 통증? 제방의 경사면이나 울퉁불퉁한 길을 걸으면 걷기 어렵고 발목이 아파진다.

족근골의 선천성 융합증은 종골과 거골, 주상골의 사이에 많이 볼 수 있다. X선 사진에서 명료한 골성 융합은 오히려 드물고 관절강의 협소화나 불규칙으로 밖에 안 보이는 섬유성 또는 연골성 융합이 많다. 따라서 단층촬영, 특히 CT나 MRI가 확진에 유용하다. 그러나 후거골하관절의 overhang이나, 종골봉(calcaneal bar)에서 특이한 종골전방돌기의 형태를 알면 단순 X선 사진으로도 쉽게 진단할 수 있다. 통증은 융합 관절부의 스트레스, 인접관절의 과부하에 의해 생기는 것으로 생각되므로 후족부 외측 쐐기창의 아치받침으로 거골하관절을 안정화시킨다.

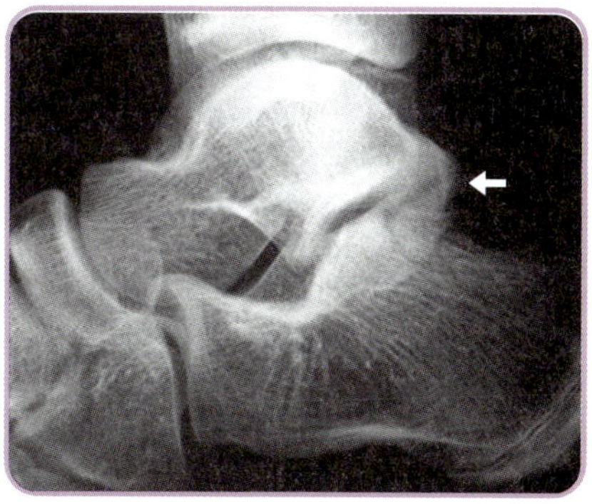

그림 46 거종간 선천성 족근골융합증

골융합이 아닌 선천성 족근골융합증

많은 정형외과의사는 선천성 족근골융합증이 매우 드물다고 생각하고 있다. 사실 X선 사진에서 골성으로 융합되어 있는 증례는 적고, 대부분은 다른 선천 기형의 부분 증상이다. 그러나 통증을 일으켜 문제가 되는 것은 섬유성 및 연골성의 융합이며 이것은 결코 적지 않다. 다만 X선 사진에서는 융합되어 있는 것으로는 보이지 않으며 관절공간이 좁거나 불규칙적일 뿐이다. 그래서 X선 사진에서 골성 융합을 찾아도 발견되지 않는다. 후거골하관절 내측, 발꿈치·주상골간의 관절공간이 좁거나 형태가 이상하면 CT를 찍어 보자.

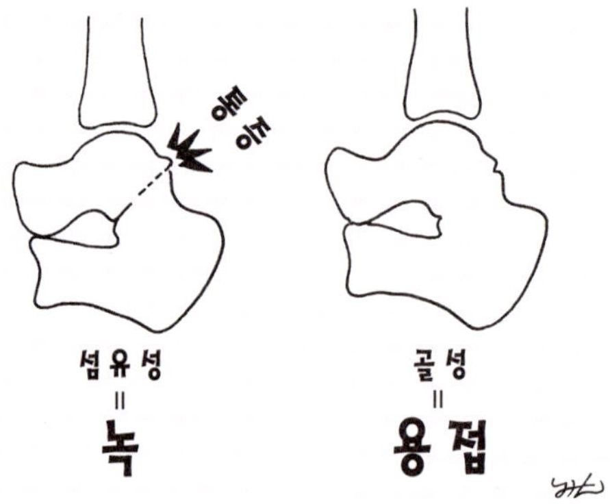

그림 47 선천성 족근골융합증의 섬유성 및 골성 융합

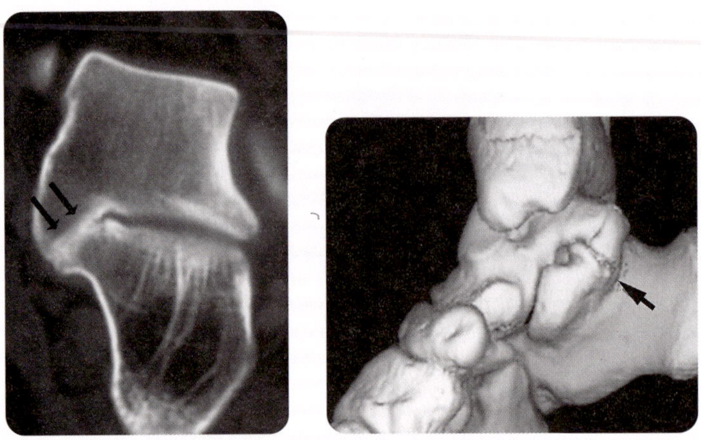

a. CT 영상 b. 3D CT 영상

그림 48 선천성 족근골융합증

외골종(hyperostosis)에 의한 족근관증후군

족근관의 바닥에 골성의 융기가 있어 건초염이나 족근관증후군을 일으킨 증례를 수술했던 적이 몇 번 있다. 골성이나 연골성의 양성 종양이라고 진단하고 융기를 절제하였다. 융기는 제거되어 통증이나 저린감이 개선되었지만 확실히 나은 것은 아니다. 거골하관절에 부담이 가면 통증이 증가되어 수술 후의 관절구축이나 유착이라고 생각하고 있었다. 20년 이상 지나고 X선 사진의 슬라이드를 다시 확인해보니 후거골하관절 내측의 선천성 족근골융합증이었다. 수술 기록을 다시 읽어 보면 '연골모(cartilage cap)'가 없기 때문에 외골종이라고 진단하고 평평하게 될 때까지 깎으니 관절 연골이 나왔지만 부서져 있었다'라고 기재되어 있었다. 거골하관절의 운동범위가 나오지 않아 아팠을 것이다.

구 형태 족관절

족관절은 격자 관절이지만 정면 X선 사진에서 거골활차가 반구 형태인 변형이 있다. 대부분 거골과 경골의 골성 융합이 있고 거골하관절의 가동성은 전혀 없다. 처음에는 구 형태의 거골활차도 거골과 종골의 융합도 일련의 기형으로 간단하게 생각하고 있었다.

언젠가 구 형태 족관절로 통증을 호소하는 환자가 왔다. 어릴 때에도 발이 아팠던 일이 있어, 놀랍게도 40년 전의 X선 사진을 가지고 있다고 하였다. 바로 확인해 보았더니 정상적인 거골활차로 둥글지 않았다. 반대측이었나 하고 실망했지만 환자는 틀림없다고 했다. 확실히 다시 보니 훌륭하게 거골하관절이 골성으로 융합되어 있다. 놀랍게도 구 형태 족관절은 선천 기형이 아니라 오랜 기간 거퇴관절(talocrural articulation)이 거골하관절의 역할까지도 완수하려고 순응해 온 결과였던 것이다.

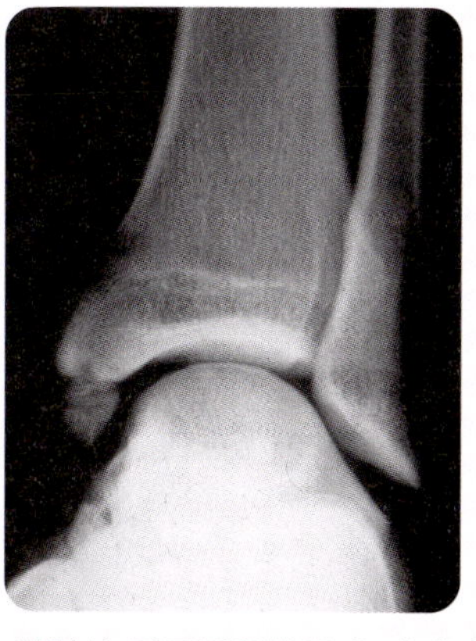

그림 49 골성의 선천성 족근골융합증에 나타난 구 형태 족관절

86. 족근관증후군(tarsal tunnel syndrome)

어떤 통증? 내과 아래가 부어서 누르면 아프고 발바닥이나 발꿈치가 저리다.

내과 후방에서 하방으로 골성 도랑이 있고, 후경골근건, 장무지굴근건, 장지굴근건, 경골신경, 후경골동정맥이 들어가 있다. 이 굴근건과 신경혈관속이 통과하는 도랑은 천정을 내과후부와 종골결절부에 붙이는 굴근지대로 덮여 터널 모양의 족근관을 형성한다. 경골신경은 내측 종골지, 내 · 외측 족저신경으로 나누어진다. 내측 종골지는 굴근지대를 관통한 후에 종골내측부의 피부에 분포한다. 내 · 외측 족저신경은 굴근지대를 나온 후 각각 섬유성의 터널을 다시 통과해 족저부 내 · 외측의 피부에 분포한다.

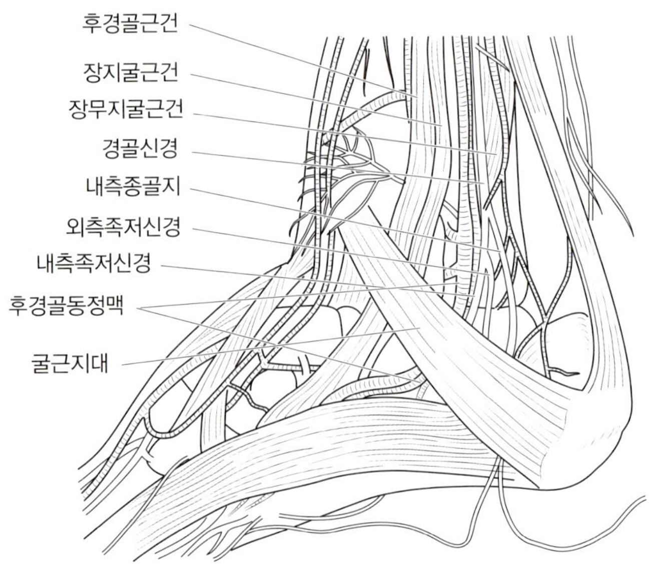

그림 50 족근관의 해부도

족근관증후군은 이 족근관 안에서 어떠한 원인에 의해 신경이 조이는(포착신경병증, eutrapment neuropathy) 증후군이다. 증상으로는 발꿈치, 족저의 지각지배 영역에 저림이나 통증, 작열감을 호소하고 족근관 내에 압통과 Tinel 양상의 통증을 나타낸다. 수근관증후군과 달리 운동마비와 근위축은 뚜렷하지 않기 때문에 지각신경 전도 속도의 저하가 확진이 된다. 당뇨병성 신경병증, 요부 추간판탈출증 등의 감별이 필요할 뿐만 아니라 2군데(양쪽 모두)에서의 장애(double crash lesion)의 가능성도 있다.

원인으로는 결절종(ganglion), 신경초종, 혈관종 등의 종양, 선천성 거 · 종골융합증에 의한 족저부로부터의 압박 등 분명한 공간점유병터(space occupying lesion) 외에 외상성의 섬유화, 정맥류의 확대, 장지굴근건의 건초염, 무지외전근 부근복의 비대, 족부의 외반변형 등 가역적인 공간 점거도 있다, 그러나 수술로 족근관을 열어도, 분명한 공간을 점거하는 병변이 발견되지 않는데다가 그대로 닫았음에도 불구하고 그 후에 증상이 개선되는 특발성으로 밖에 말할 수 없는 증례도 있다.

분명한 공간점유병터가 있는 경우에는 보존적인 치료의 대상이 아니다. 분명한 원인이 없는 것이나 외상 후의 증례에는 국소적 안정 고정과 스테로이드의 족근관내 주입이 효과적이다.

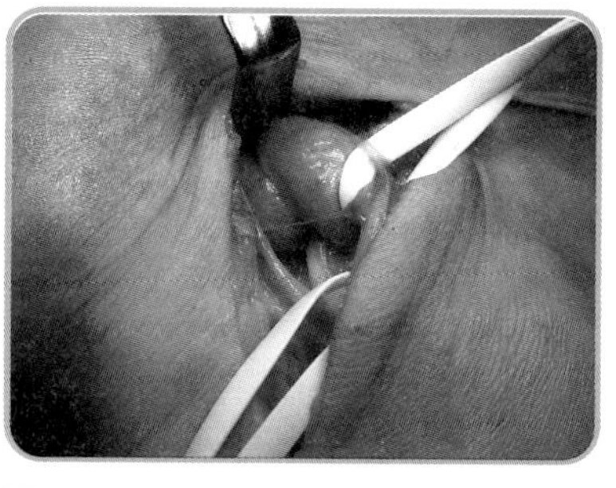

그림 51 신경초종에 의한 족근관증후군

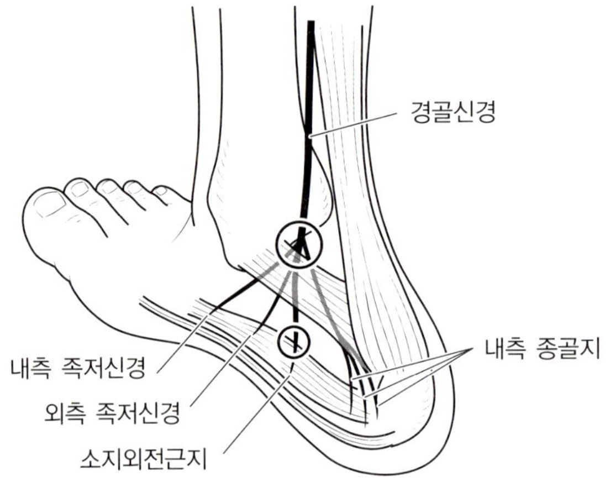

그림 52 족근관에서의 경골신경의 압박

87. 거골 부리(talar beak)

어떤 통증? 학생시절은 축구를 자주 했었다. 50세가 지났을 때부터 발목의 배굴이 나빠져 무리하게 배굴시키면 발목 앞이 아프다.

거골경부의 배측에 생기는 골극이다. 선천성 족근골융합증에 합병되는 경우가 많고 압박하지 않으면 증상이 없다. 선천성 족근골융합증을 발견하는 목표는 되지만, 치료를 필요로 하는 경우는 드물다.

88. 족관절 전방의 impingement exostosis

어떤 통증? 발목을 배굴시키면 발목 앞부분이 아프다.

경골 전방 가장자리, 거골 활차부 전방 가장자리에 외골종 양상의 골증식 변화가 나타난다. 젊은 스포츠 선수나 족관절에 불안정성이 있는 환자에서도 볼 수 있으므로, 과도한 배굴로 경골 전방 가장자리와 거골 배측이 충돌하거나 과도한 저굴로 인대나 관절낭에 과도한 견인력이 작용하거나 염좌를 반복한 결과로 생각된다. 젊은층에서는 스포츠 활동 시에만 통증을 호소하지만 연장자가 되면 주상골 근위부 배측 가장자리에도 비슷한 변화가 일어나 족관절 변형성 관절증으로 이행되고, 장시간 보행 시에도 통증을 호소한다.

젊은 스포츠 선수에서는 뼈의 성장기에 과잉 자극이 더해진 결과이며 통증은 일종의 경고이므로 약제나 주사로 억지로 통증을 억제하여 격렬한 스포츠 활동을 계속하게 해서는 안 된다. 온열요법이나 국소 습포, 연고, 과도한 관절 운동을 방지하는 서포터나 테이핑 정도로 그쳐 스포츠 활동을 조절시킨다. 수술적으로는 골극의 절제와 관절 곽청술(dissection)을 시행한다.

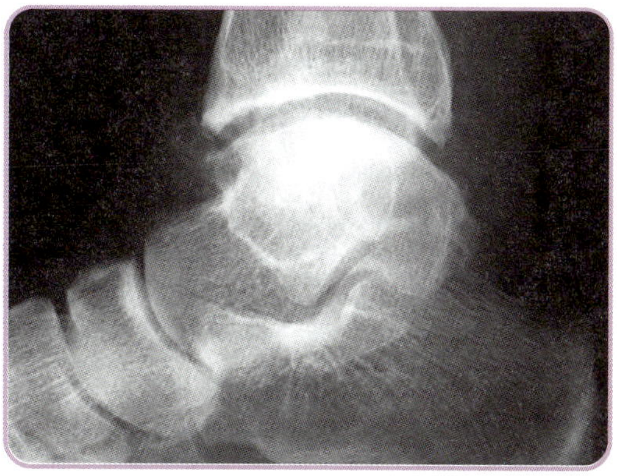

그림 53 족관절 전방 가장자리의 골극 형성

89. 신근건 건초염

어떤 통증? 조깅을 너무 심하게 한 탓인지 달리거나 배굴하면 발목 앞이 삐걱삐걱 아프다.

장무지신근건, 전경골근, 장지신근건은 족관절 전방의 신근지대로부터 족배부에 걸쳐 인대성 건초를 가진다. 전족근관증후군과 같이 신발에 의한 압박이나 과도한 운동에 의해 염증을 일으킨다. 통증, 종창, 압통, 운동통 외에 삐걱삐걱 하는 알력음이 특징적이다. 원인이 되는 신발이나 신발끈 등의 압박은 제거하고 진통소염제 습포, 연고, 또는 내복, 국소적 안정을 취하게 하고 염증이 심할 때에는 스테로이드의 건초내 주사의 적응이 된다. 족근골간의 관절 가장자리가 융기되어 족근골혹(tarsal boss)을 형성해 염증의 원인이 될 때는 절제가 필요하다.

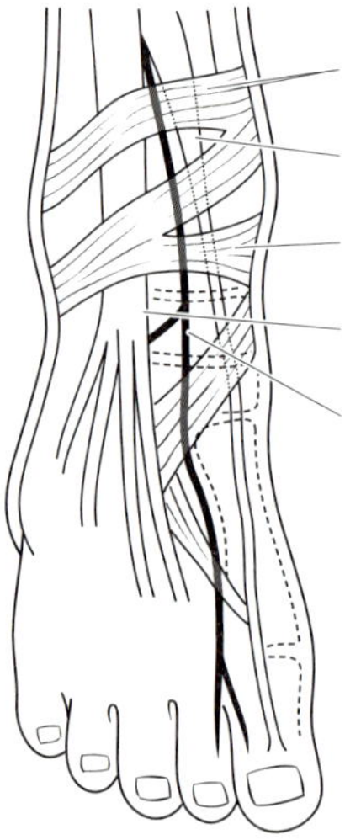

그림 54 족관절 전방의 건 · 신경과 지대의 관계

90. 신근지대 포착신경병증

어떤 통증? 발목 앞쪽을 누르면 아프고 발등에 걸쳐 저린 부위가 있다.

심비골신경이나 천비골신경의 피지가 족관절 앞면의 신근지대를 통과할 경우에 포착신경병증(entrapment neuropathy)을 일으킨다.

91. 족관절부 점액낭염(bursitis)

어떤 통증? 발목의 전외측에 있는 굳은살이 갑자기 부어 커지고 열이 나며 아프다.

자주 정좌를 하는 사람에게는 족관절 전외측, 외과전방에 색소침착이나 굳은살이 생긴다. 이 부위가 뼈와 바닥 사이에 끼어 스쳐서 점액낭이 생기고 자극이 너무 강하거나 감염을 일으키면 활액이 저류되어 통증을 일으킨다. 가끔 활막이 증식하거나 골연골증 모양의 세립이 모여 단단해지거나 한다. 정좌를 하는 민족과 회교도에게는 드물지 않지만 정좌의 습관이 없는 민족에서는 드문 것 같아 학술지에 1예 보고되어 있다.

92. 경비인대손상

어떤 통증? 걷고 있다가 발목을 돌리거나 주저앉으면 발목이 아프다.

낫기 어려운 족관절 염좌 중에는 진구성의 족관절 주위 인대손상이 원인인 것이 많다. 첨족 상태에서의 내번 염좌로 전경비인대가 손상되고 이것을 방치하면 족관절 배굴 시에 족관절 앞면의 통증이 남는다. 활막의 진입과 증식이 일어나면 충돌의 통증도 첨가된다.

93. 삼각골증후군(os trigonal syndrome)

어떤 통증? 푸앵트(발레에서 발끝으로 서는 것)를 하거나 축구를 할 때 발등으로 볼을 차면 발목의 뒤쪽이 아프다.

삼각골은 거골의 과잉뼈로 정상에서도 약 10%의 사람에게 나타나며 장무지굴근건구의 외측, 후돌기의 후방에 위치한다. 거골후방돌기골절은 Shepherd 골절로 불리는데, 가성관절이 되면 삼각골과의 감별이 어렵다. 축구에서 첨족 상태로 볼을 계속 차면 거골 후방돌기가 경골 후방 가장자리와 종골에 끼워져 피로골절을 일으키는 경우도 있다. 클래식 발레의 푸앵트에서 일어나는 것으로 알려져 있었지만 최근에는 축구의 인스텝킥(instep kick)에서 일어나는 일도 많다. 어쨌든 족관절의 과도한 저굴로 경골 후방 가장자리와 종골에 삼각골이나 큰 후돌기가 껴 통증을 일으키는 병태를 삼각골증후군이라고 부른다. 보존적 치료는 족관절의 과도한 저굴을 금지하는 것이다. 그러나 삼각골증후군을 일으키는 축구 선수나 발레리나는 통증이 있어도 족관절의 과도한 저굴을 그만두지 않는다. 테이핑으로 과도한 저굴을 방지해도 '공을 잘 찰 수 없다', '발레를 잘할 수 없다' 라고 환영받지 못한

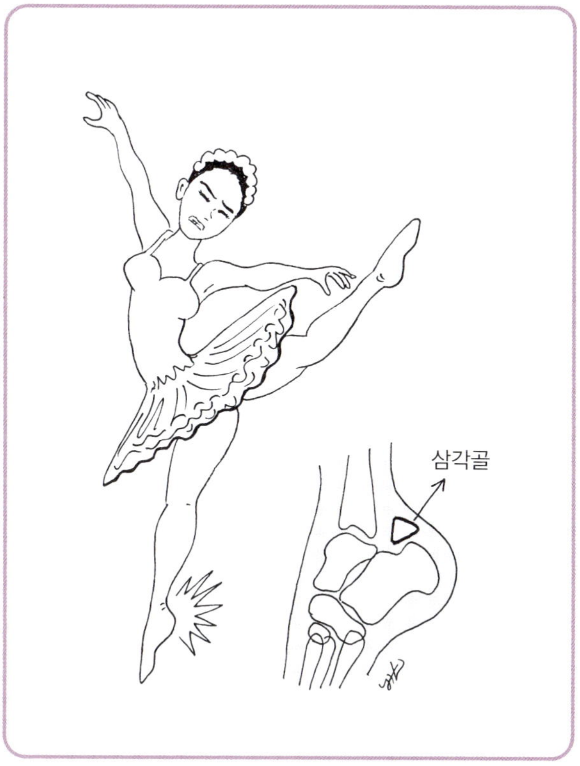

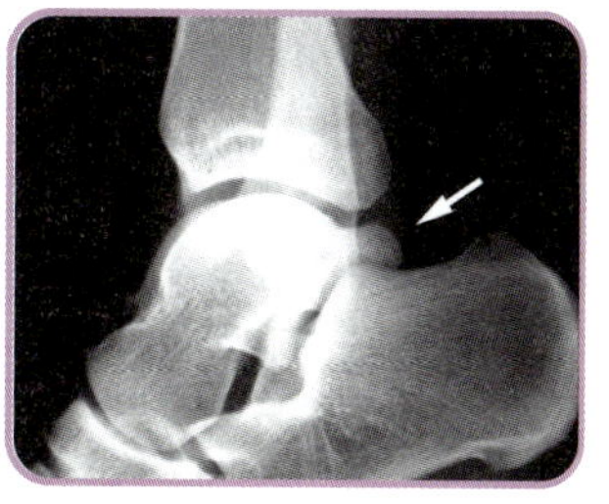

그림 55 삼각골증후군

다. 물론 온열요법이나 진통소염제의 투여, 스테로이드의 국소주사가 효과적인 증례도 많지만 연습에 열심인 환자에게는 효과도 일시적이다. 스포츠나 예술 활동을 제일이라고 생각하는 환자에 대해서는 보존적 치료가 효과가 없으면 삼각골 적출을 단행한다. 이 때 장무지굴근건의 건초염이 합병되는 경우가 많기 때문에 건초절개술을 동시에 시행한다.

94. 장무지굴근건 건초염(무지용수철발가락, tendovaginitis of flexor hallucis longus)

어떤 통증? 무지를 배굴하면 발목의 뒤쪽이 아프고 '뚝' 소리가 나면서 펴진다.

발레리나에 많이 나타나는 거골 후방에서의 장무지굴근건 건초염으로, 삼각골증후군과 합병해서 일어나는 경우가 많다. 손의 방아쇠수지와 같이 무지지절간(IP)관절에 탄발 현상이 일어나지만, 손과 달리 원인이 되는 건초의 협착은 족관절 후방의 장무지굴근건구에 있다. 안정시키는 것만으로 나아지지 않으면 스테로이드 주입을 한다. 보존적으로 개선되지 않거나 삼각골을 적출할 경우에는 건초절개를 한다.

95. 첨족변형(equinus deformity)

어떤 통증? 부상을 입은 뒤 발목이 젖혀지지 않게 되어 발꿈치가 땅에 닿지 않기 때문에 발가락의 밑동에 굳은살이 생겨 아프다.

첨족은 여러 가지의 원인에 의한 아킬레스건 구축으로 생기지만 시간이 지나면 장무지굴근건의 건초나 후방의 관절낭도 구축된다. 고도의 첨족을 한 번에 교정하면 아킬레스건 위의 피부가 부족하여 혈행장애도 일어나는 경우가 있으므로 외고정장치로 시간을 들여 교정하거나 폐쇄성 설상 교정 절골술로 전방을 단축시키고 후방을 지렛목으로 하여 닫는다.

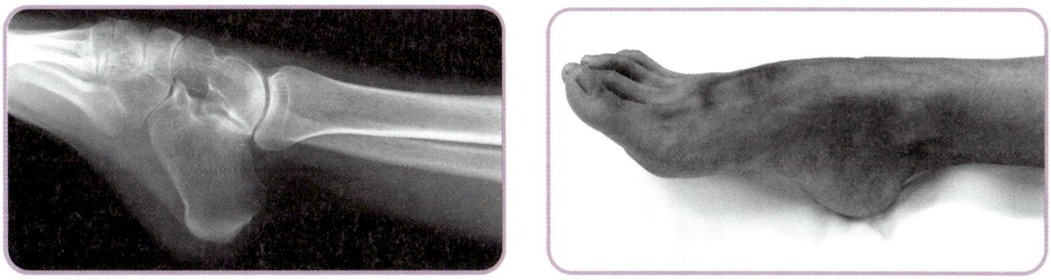

그림 56 중도의 첨족 변형

96. 거골활차골연골병변 (osteochondral lesion, OCL)

어떤 통증? 아무것도 하지 않는데 발목의 안쪽이 갑자기 아파지고 잠시 후에 자연히 사라진다. 최근 빈도가 높아져 좀처럼 통증이 가시지 않게 되었다.

거골활차의 골연골장애로서 골연골골절과 박리성 골연골염(ostochondritis dissecans)이 있다. 종전에는, 한 번의 외상으로 일어나는 것을 골연골골절, 분명한 외상의 기왕력 없이 일어나는 것을 박리성 골연골염이라고 해왔지만 분명하게 구별할 수 있는 것은 소수이며, 별로 구별할 필요도 없기 때문에 골연골병변이라고 총칭되고 있다.

골연골병변은 좀처럼 낫지 않는 난치성 족관절 염좌 중 가장 많은 원인의 하나로 X선 사진에서는 간과되는 경우가 많다. 그러나 골연골병변을 염두에 두고 호발부위인 내측, 외측의 귀퉁이를 전후상으로 신중하게 검색하면 많은 경우 단순 X선 사진에서도 발견할 수 있다. 진단이 어려우면, MRI가 진단에 매우 효과가 있다. 이론적으로는 Berndt-Harty 분류의 Stage I과 II에는 보존적 치료가 가능하지만 진통 목적의 온열요법이나 안정은 차치하고, 석고 등의 고정에 의해 떨어진 골편이 유합되었다는 보고는 없다. 따라서 증상이 경도인 Stage I이나 II에서는 정기적 X선 사진으로 경과를 추적하는 것이 유일한 보존적 치료라는 것이 된다. Stage III나 IV에서 스포츠 선수나 일상생활에 지장이 있는 경우에는 골편의 상황, 크기, 깊이에 따라 천공술(drilling), 골편 절제, 골편 접합, 골연골 이식(모자이크법) 등을 시행한다. 관절경하에 시행하면 침습이 적고 회복이 빠르다.

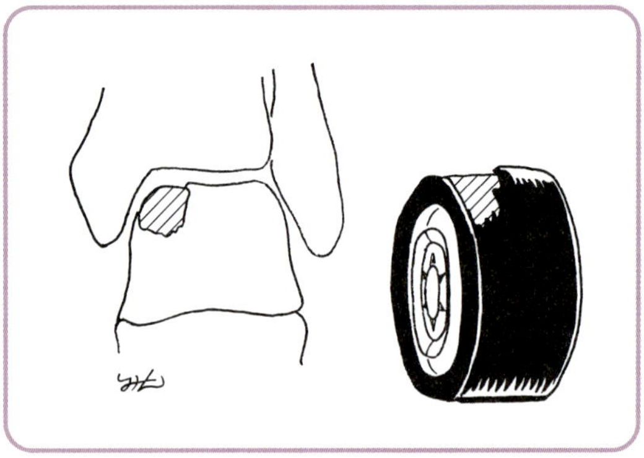

그림 57 연골의 손상
타이어의 고무가 벗겨진 것 같은 손상

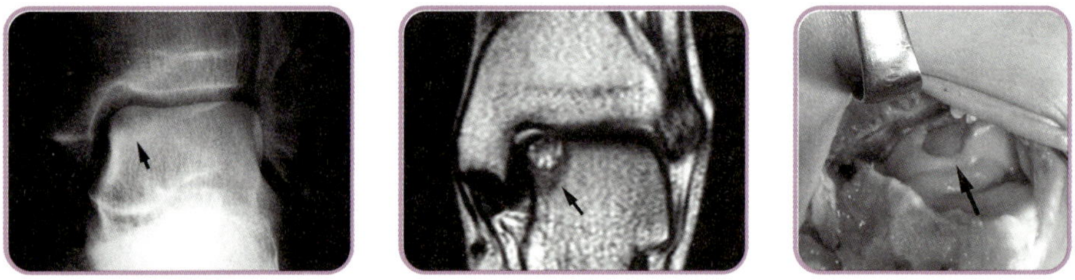

a. 단순 X선 사진 b. MRI c. 수술 소견

그림 58 거골활차의 골연골장애

97. 족관절 변형성 관절증

어떤 통증? 옛날에 발목이 골절되었던 적이 있다. 그 후, 무리를 하지 않으면 아프지 않았지만 최근 2, 3년은 오래 걸으면 아파진다. 최근 수개월은 출퇴근할 때 걷는 것만으로도 아파진다.

족관절 변형성 관절증은 관절의 퇴행성 변화로 관절 연골은 소실, 관절공간은 협소화되고 연골하골의 경화, 낭포 형성이나 관절 주위의 골극 형성을 나타낸다. 측면에서는 거골활차는 편평화, 정면에서는 둥그스름하게 되어, 내 · 외과의 각도는 벌어진다. 처음에는 스포츠나 운동할 때 통증이 있지만 정좌나 보행에서도 아프게 되어 마지막에는 안정 시에도 통증이 일어난다. 저배굴은 제한되지만 반대로 내외반에서는 동요성이 나타난다. 족관절에 활막 증식이 있고 천자로 수종이 확인되며 관절선을 따라 압통이 있다.

무릎에 비해 빈도는 적다. 대부분이 관절장애를 남기는 탈구골절, 관절내골절이나 동요성을 남기는 족관절 외측인대손상의 2차성 변형성 관절증으로 일차성 변형성 관절증은 적다. 따라서 원인질환에 대한 양질의 치료가 방지에 중요하다.

보존적 치료로는 체중부하 하지 않는 운동에 의한 하퇴 근력의 증가와 테이핑이나 서포터를 사용한 안정성의 강화가 필요하다. 통증이나 염증이 심할 때에는 국소적 안정이나 온열요법, 진통소염제 습포, 연고, 내복과 함께 관절내 스테로이드제 주입이 효과적이지만 자주 사용해서는 안 된다. 변형성 관절염을 방지하기 위해 족관절탈구골절의 정복 불충분 증례, 하퇴 정렬이 나쁜 증례, 불안정성이 있는 인대손상에서는 각각 재건술이나 교정 절골술이 필요하다.

배굴 제한이 강한 증례에서는 발끝딛기로 족관절 전방 부분에 비정상인 응력(stress)이 걸리므로 둥근 밑창의 구두(rocker bottom shoes)를 처방한다. 평지 보행에 최저로 필요한 10~20° 의 저배굴은 Chopart 관절에서 대행할 수 있으므로 거퇴관절의 운동범위가 거의 없는 증례에서도 통증조차 없으면 이것으로 대응할 수 있다.

통증이 심해지면 거퇴관절의 고정술을 한다. 고정술을 하면 보행 능력이 회복될 뿐만 아니라 골프나 테니스, 가벼운 등산도 할 수 있게 된다. 고정술에 의한 기능적 예후가 뛰어난 데다가 아직 인공 관절의 성적이 일정하지 않기 때문에 인공 관절은 고령자나 류마티스 관절염 등에 한정된다.

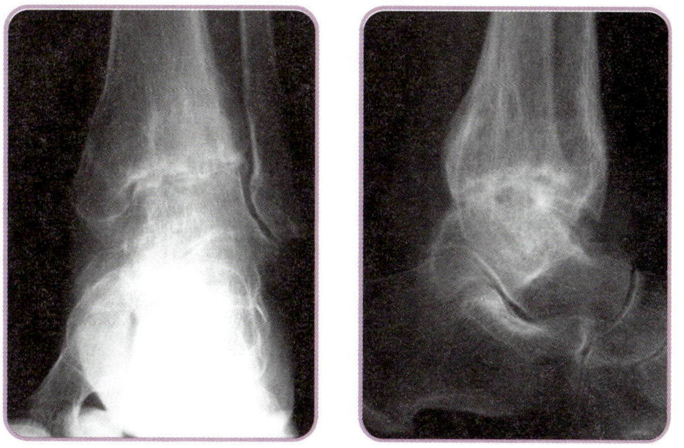

그림 59 중도의 족관절 변형성 관절증

98. 특발성 거골괴사

어떤 통증?

부상을 입은 것도 아닌데 발목 안쪽의 통증이 사라지지 않는다. 점점 심해져 체중을 싣는 것이 힘들다.

거골경부탈구골절 후의 거골체부의 무균괴사는 알려져 있지만, 골절이 없는 특발성 거골괴사는 매우 보기 드문 질환이다. 염좌 등을 계기로 족관절통증이 있고, X선 사진에서는 거골의 경화상이나 압궤상이 나타난다. X선 사진 소견이 별로 없는 초기라도, MRI로 진단이 가능하다. PTB 보장구로 체중부하를 시키지 않지만, 활차부가 압궤되면 Blair의 고정술을 시행한다.

99. 아킬레스건파열 (Achilles tendon rupture)

어떤 통증?

계단을 뛰어 오르는데, 뒤에서 발목의 후방을 방망이로 맞는 것 같은 느낌이 들며 갑자기 아파졌다.

아킬레스건의 완전 파열은 진단이 어려운 경우는 적다. 그러나 부분 파열, 특히 근건 이행부의 부분 파열은 놓치는 경우가 적지 않다. 투석 환자에서는 단지 걷는 것만으로 완전 파열되는 예가 있어 주의를 필요로 한다. 마찬가지로 당뇨병 환자나 고령자에서는 끊어지기 쉽기 때문인지, 그렇지 않으면 통각이 둔해져 있기 때문인지, 완전 파열되어도 전형적인 통증을 호소하지 않는 경우가 있어 간과되는 경우가 적지 않다. 보존적으로 치료할지 관혈적으로 봉합할지 판단이 어렵겠지만 스포츠 애호가 이외는 보존적 치료로 충분한 치료 성적이 보고되고 있다.

100. 하퇴근막열상

어떤 통증? 급하게 뛰자 장딴지가 갑자기 아파져 뛸 수 없게 되었다.

가장 자주 보는 하퇴부의 외상이다. 아킬레스건근건 이행부의 부분 파열과 구별은 어렵지만 보존적으로 치료하는 것은 똑같다. 결국, 목발도 짚지 않고 지내는 환자가 많기 때문에 의외로 오랫동안 통증을 호소하는 일도 적지 않다. 예민한 환자에서는 내출혈 부위가 아래쪽으로 확대되는 것을 신경 쓰는 경우가 있다. 전경골근의 근막열상이나 근복(muscle belly)의 부분파열은 드물지만 유착 때문에 족관절의 배굴 제한을 초래하는 경우가 있으므로 주의할 필요가 있다.

101. 구획증후군(compartment syndrome, 하퇴부)

어떤 통증? 너무 달려서인지 장딴지가 빵빵하게 붓고 졸라매는 것처럼 아프다.

구획증후군이란 골, 골간막, 근막 등의 격벽(septum)에 의해 닫힌 부분 안의 압력이 높은 장애이다. 타박 등으로 구획 안의 근육이 부으면 압력이 높아져 혈행장애가 생긴다. 혈행 장애가 오면 근육은 더욱 부어 압력이 높아지는 악순환에 빠진다. 마침내 압력이 동맥압을 넘어 허혈이 발생하고 근육은 괴사에 빠진다. 따라서 「압력의 상승 → 혈행장애 → 근육의 종창」이라는 악순환을 끊기 위해서는 구획을 절개, 개방하여 압력을 내린다.

하퇴부에는 전방, 외측, 후천층, 후심층의 네 개의 구획이 있으며 각각은 독립되어 있으므로 악순환이 생긴 구획은 모두 개방하지 않으면 안 된다. 하퇴부와 마찬가지로 족부에도 내측, 외측, 중앙, 골간의 네 구획(140쪽, 그림 22 참조)이 있으며 압궤(crush)에 의해 구

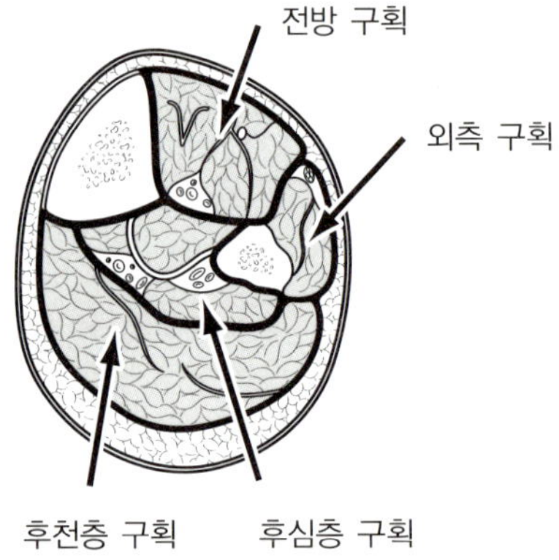

그림 60 하퇴부 구획

획증후군을 일으켜 족부내재근(intrinsis muscle of foot)이 괴사에 빠지는 경우가 있다. 대퇴부에도 3개의 격벽이 있어 전방, 후방, 내측의 3개의 구획이 있지만 확실한 구획은 아니므로 증상은 가벼워 근막절개를 요하는 경우는 적다.

구획증후군은, 이른바 근막절개라는 도식에 의해, 단지 표층으로부터 근막만을 절개하면 하퇴부에서는 충분한 구획 개방이 안 된다. 신경혈관다발이 들어가는 후심층구획은, 근막뿐만이 아니라 심부의 격벽과 골간막을 충분히 절리(discission)하지 않으면 압력이 내려가지 않는다. 가끔 비골을 부분절제할 필요가 있어 '근막절개' 라는 말에 속아서는 안 된다.

마찬가지로 '30 mmHg 이상의 내압에서 근막절개' 라는 플로차트도 수상하다. 압력계의 바늘이 들어간 부분은 30 mmHg 이하라도 인접 구획이 그 이상이 아니라는 보장은 없다. 요점은 손으로 만져보는 것이 제일이며, 평소에 혈압계의 압박대(Manschette)를 만지거나 쥐거나 하여 30 mmHg의 느낌을 기억해둔다. 하나라도 구획이 딱딱한 경우는 추가 절개가 필요하며, 말초 맥박이 만져지지 않으면 심층을 개방한다.

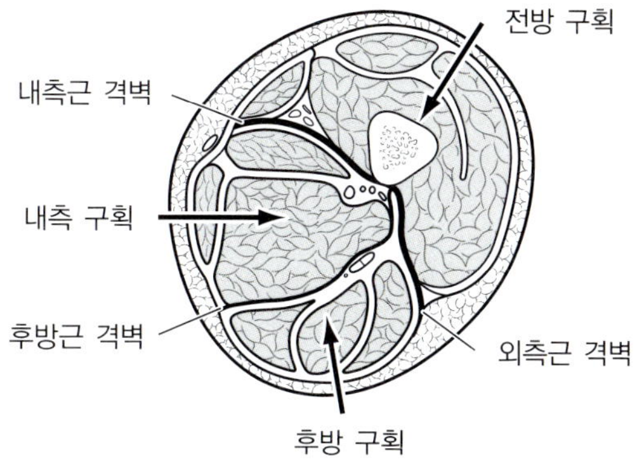

그림 61 대퇴부 구획

102. 분열족(split foot)

어떤 통증? 발끝의 양측이 신발에 닿아 아프다.

분열수(splict hand)와 같은 기형이지만 발에서는 다행스럽게도 장애가 적다. 특히 신발을 신을 수만 있다면 미용상의 문제도 없으므로 문제가 생길 때가지 기다려도 좋다. 발 길이에 비해 발 폭이 너무 넓으면 절골(osteotomy)로 대처하지만 신발을 신으면 어느 정도는 수축되고, 분열된 부위를 봉합한 결과 딱딱하고 폭이 좁은 발이 되면 오히려 신발을 신는 것이 곤란해진다.

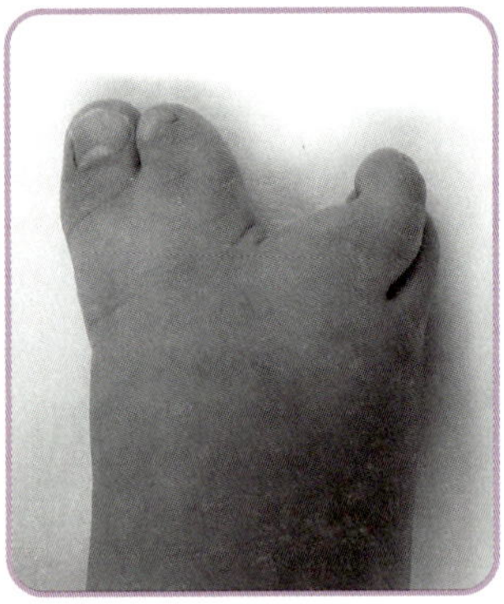

그림 62 분열족

103. 동창(chilblain)

어떤 통증? 수포가 되어 아프고 가렵다.

'동상' 과 같은 의미이며 추위와 습기에 방치되어 혈관이 수축하여 생긴 발가락 배부나 발꿈치의 홍반이다. 소양감, 작열감을 수반하며 수포나 궤양을 형성하는 경우도 있다. '튼 살', '살갗 틈' 과 함께 요즘에는 영양 상태의 개선에 의해 극감하여 환자의 보호자뿐 아니라 의사조차도 본 적이 없기 때문에 진단에 시간이 걸리는 경우가 있다.

104. 살갗 틈

어떤 통증? 피부가 갈라지고 따끔따끔하며 아프다.

추위와 건조로 피부가 갈라져 출혈되며 아프다.

105. 백선증 (피부사상균증, 무좀, dermatophytosis)

어떤 통증? 발가락 사이가 짓물러 가렵고 아프다,

백선증은 백선균에 감염되어 일어난다. 발가락 사이를 중심으로 미란을 발생시키거나 한포형의 발진을 일으키거나 하여 가렵다. 진단은 백선균(trichophyton)을 현미경으로 확인한다.

106. 조백선(발톱무좀)

어떤 통증? 가려움은 없지만 발톱이 두꺼워지고 신발에 닿으면 아프다.

발톱에 백선균이 감염되어 층 형태로 비후되어 신발에 닿는다. 가려움은 없다. 발톱이 두꺼워지며 발톱의 끝부터 뿌옇게 흐려지고 전체적으로 광택이 없어지며 표면이 울퉁불퉁해진다. 발톱진균증의 90% 이상은 조백선이다. 본 적이 있으면 진단은 틀림없겠지만 만약을 위해 백선균을 현미경으로 확인하는 것이 좋다.

107. 류마티스 관절염(RA)

어떤 통증? 발가락 밑동의 관절이 붓고 아프다. 발목이나 발등도 붓고 아프다.

족부에는 많은 관절과 활액막이 있으므로 류마티스 관절염에 침범되기 쉽다. 류마티스 관절염의 15% 정도가 족부에 최초로 발생하고, 10년이 넘는 장기적인 예에서는 족부의 변형이 반드시 발생하는 것으로 되어 있다. 그러나 ARA(American Rheumatism Association)의 진단기준에 있어서도 족부의 증상이나 X선 소견은 수부에 비해 중요시되지 않는다. 이것은 단지 족부가 눈에 잘 띄지 않기 때문이며 최초로 발생하는 빈도나 증상과 그 정도는 수부와 같다.

전족부의 변형은 외반편평족과 개장족을 수반한 무지외반증, MTP관절의 탈구와 망치족지의 삼각변형이다. 중족부에서는 함요와 족근골의 파괴와 유합이, 후족부에는 외반과 족관절의 파괴가 일어난다. 체중부하와 신발의 압박에 의한 장애가 특징이며 변형은 굳은살이나 궤양을 발생시키고, 특히 중족골 골두부에서는 족저부의 피하지방이 원위부로 움츠러들어 골두부가 바닥에 닿아 통증을 일으킨다.

보존적 치료는 안창을 이용한 압력의 분산과 둥근 밑창에 의한 관절의 안정이 중심이 된다. 전족부의 수술은 무지의 MTP관절 고정술과 무지 이외의 MTP관절절제술, 후족부의 수술은 삼중관절고정술이 주이며 족관절고정술도 시행된다. 류마티스 관절염은 전신성 질환이며 족부는 지지와 보행을 담당하는 하지의 일부인 것을 잊지 않고 치료 계획을 세우는 것이 중요하다. 또, 류마티스 관절염 환자의 기능이 변형에 비해서 양호한 것도 잊어서는 안 된다.

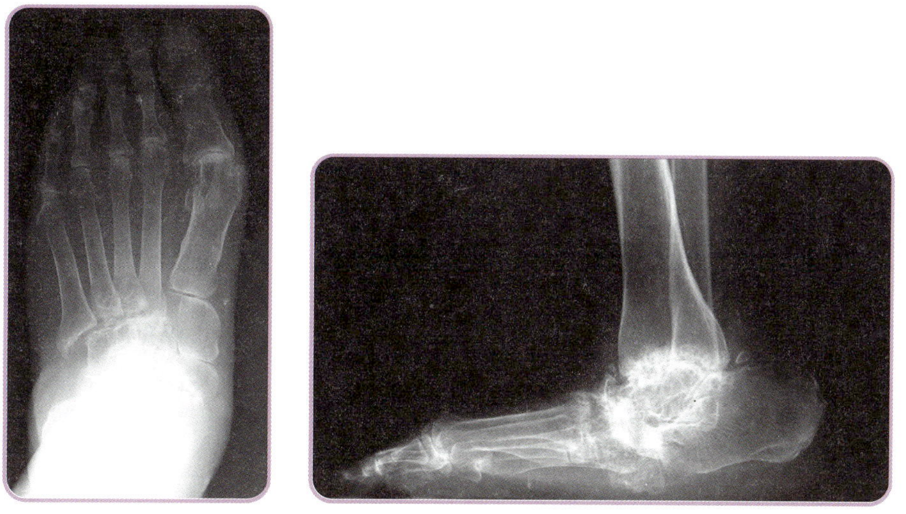

그림 63 골파괴를 동반한 중도의 류마티스 관절염

RA 발의 신발

류마티스 관절염(RA)의 환자에게 있어 신발은 신는 것 자체가 문제가 된다. 변형으로 발을 신발 안에 넣기 어렵고 신발끈을 묶지 못하므로 신발 끝까지 벌려 지퍼와 매직벨트로 잠그는 신발이 필요하다. 망치 족지 변형이 있으므로 신발 끝의 높이가 필요하여 갑피도 부드럽지 않으면 안 된다. 발바닥, 특히 중족골 골두부나 발꿈치의 지방이 위축되므로 깔창 부분에 쿠션이 필요하며 안창을 위해서 어느 정도 깊이가 필요하다. 낮은 굽으로 약간 둥근 밑창으로 하고, 구두바닥은 잘 미끄러지지 않으며 가벼운 것으로 한다. 원래는 관절을 고정하여 변형을 교정하는 특제 치료용 신발이 가장 좋지만 아무리 정확하게 본을 뜨고 제작해도 탈착이 어렵고 딱딱하고 무거운 신발은 슬리퍼나 실내화와 같이 가볍고 부드러운 신발을 좋아한다. 활동성이 제한되어도 변형이 심한 것에 비하면 비교적 일상 활동이 유지되고 있으므로 탈착이 쉽고 가볍고 닳지 않으며 미끄러지지 않는 것이 최고이다.

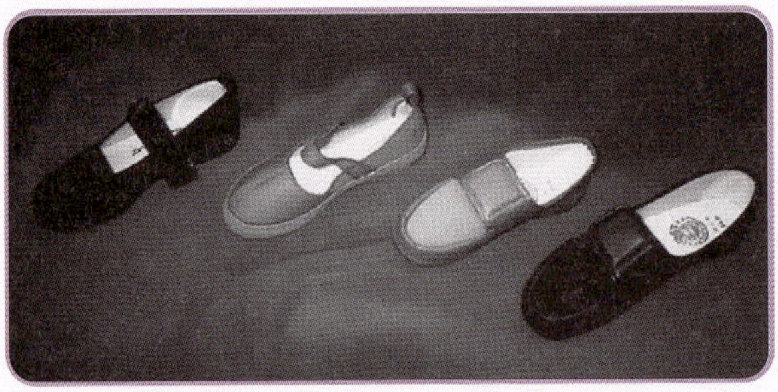

그림 64 류마티스 관절염용 구두

108. 당뇨발(diabetic foot)

어떤 통증? 통증은 적지만 얇은 종이 한 장을 붙여놓은 것처럼 감각이 둔하고 저리다.

당뇨발이란 당뇨병성 신경병증(diabetic neuropathy)에 의한 지각신경장애로 방어감각이 소실되어 신발 등에 의한 상해로 궤양이 발생된 발이다. 궤양의 치유는 당뇨병성 혈관염이나 죽상동맥경화증(atherosclerosis)에 의한 혈행장애 때문에 지연된다. 당뇨병에 의한 면역기능의 장애에 의해 감염이 발생되기 쉬우며 근육에 파급된 염증은 구획증후군을 일으켜 높아진 내압에 의한 혈행장애 악순환에 의해 악화되어 결국에는 근육의 괴사를 일으킨다. 이렇게 하여 생긴 족부의 괴사는 점차 근위부로 파급되고, 패혈증의 원인이 되며, 결국에는 절단을 피할 수 없게 된다. 한편 뼈나 관절의 방어감각 결여는 샤르코(Charcoat)

관절이나 변형을 일으켜 족저압의 이상 집중으로 인해 궤양을 일으키는 원인이 된다. 당뇨병성 신병증에 의한 신부전 때문에 인공투석을 시작하고 5, 6년 경과되면 중추 대혈관의 동맥경화, 말초혈관의 석회화에 의해 혈행이 악화되고 발가락의 괴사를 일으켜 절단하게 되는 케이스가 많이 발생한다. 당뇨병성 망막증은 시력을 저하시켜 궤양 발견을 늦춘다.

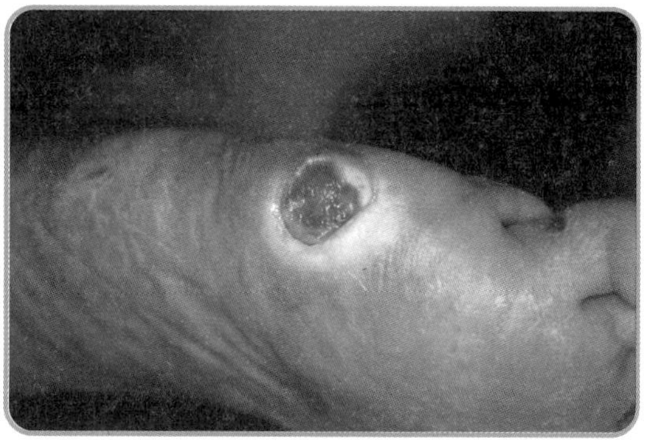

a. 소지부의 궤양

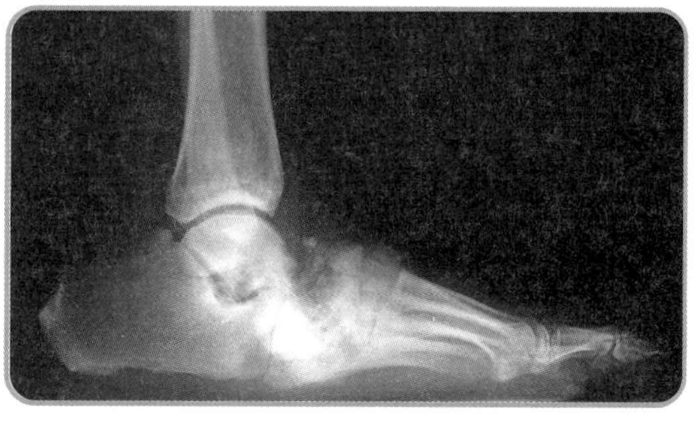

b. 족근부의 샤르코 관절

그림 65 당뇨발

109. 봉와직염(cellulitis)

어떤 통증? 붓고 열이 있으며 빨개지고 욱신욱신 아프다.

봉와직염은 세균감염에 의해 일어나는 피부와 피하조직의 감염증이다. 원인균은 주로 연쇄구균(streptococus)이며 가끔 포도구균이 나타난다. 피부의 외상, 피부염, 피부진균증이 원인이 되어 일어나는 경우가 많으며 감염원을 확실히 정하지 못하는 경우도 있다.

110. 폐쇄혈전혈관염(Buerger's disease)

어떤 통증? 조금만 오래 걸어도 장딴지가 아파온다. 서서 쉬면 편해진다.

눈물이 날 정도의 통증이 있으며, 이전에는 발을 절단했던 질환이다. 폐색성 혈전성 혈관염으로 하지의 대동맥을 침범하여 허혈성 통증이 매우 심하다.

111. 죽상동맥경화증(atherosclerosis)

어떤 통증? 발가락 끝이 저리고 아프다. 걸으면 심해진다.

대동맥 및 중동맥의 내막에 지질이 침착되는 동맥경화증으로 지질침착은 섬유화와 석탄화를 일으킨다. 하지의 혈류가 저하되면 척추관협착증과 마찬가지로 간헐파행을 일으키지만 앉지 않아도 잠깐만 가만히 서 있으면 통증이 사라져 다시 보행이 가능해지는 것이 척추관협착증(spinal stenosis)과의 차이점이다. 당뇨발에 합병하는 경우가 많아 하지절단의 최대 원인 중 하나이다.

112. 말초신경병증 (peripheral neuropathy)

어떤 통증? 발바닥 전체가 저리며 저릿저릿 하는 것 같은 통증이 있다.

분명한 당뇨병성 신경병증이나 허혈성의 신경장애는 없으나 부종이나 피부의 얇아짐, 냉감을 수반하는 횡단성의 말초신경장애를 떠올리게 하는 저림을 호소하는 환자를, 중년 이후의 여성에서 많이 볼 수 있다. 단지 갱년기장애나 자율신경장애, 순환부전으로 결론져지는 증례가 많지만 뇌나 척수, 보다 근위부의 말초신경장애이거나, 신발의 장애, 발바닥의 압력 분포의 장애인 경우도 있다. '얇은 종이 한 장을 붙인 느낌' 이라는 환자가 많은 것으로 생각된다. 학식이 얕으면 진단이 되지 않아 곤란을 겪고 있다.

113. 레이노 현상(Raynaud's phenomenon)

어떤 통증? 발을 물에 담그면 하얗게 되고 저리며 아프다.

손만큼 눈에 띄지 않지만 한랭에 반응하여 족부가 창백해지고, 통증을 호소하는 경우가 있다. 실제로 보면 진단은 어렵지 않지만 환자의 이야기를 듣는 것 만으로는 알 수 없는 경우가 있다. 최근에는 손과 달리 발을 찬 물에 담그는 일이 적으므로 눈에 띄지 않는 것일까?

114. 수덱 위축(Sudeck atrophy)

어떤 통증? 발이 저릿저릿 하는 것같은 괴로운 통증으로 발을 바닥에 디디지 못한다.

골절이나 타박상 후에 생기는 벌레 먹은 모양의 골위축이다. RSD(다음 페이지 참조)와 마찬가지로 통증, 종창, 피부의 위축을 동반한다. 너무 조이는 석고 고정 등, 통증과 종창이 원인이 된다. 치료가 매우 어려워 3주 이내의 조기에 발견하여 안정, 고정, 거상에 의해 진통과 종창을 방지할 수밖에 없다. 3개월 이상 경과하여 병태가 완성되어버리면 최저한의 관절운동범위 훈련, 미온욕, 거상 등에 의해 통증이 유발되지 않도록 하면서 시간을 벌 수밖에 없다.

115. RSD(반사성 교감신경성 이영양증)

어떤 통증? 부딪혔을 뿐인데 붓고 검붉은 색으로 변했다. 걷거나, 만지거나, 누르거나, 목욕탕에 들어가면 아프고 저릿저릿하다.

타박이나 염좌, 무릎이나 족관절의 관절경, 관절경수술 등의 후에 통증을 참고 무리한 치료나 훈련을 해서 일어나는 경우가 많다. 초기에는 원인이 되는 외상에 걸맞지 않는 심한 통증과 종창, 암적색의 피부 색조가 특징적이다. 3개월 정도부터 피부와 근육, 뼈의 위축이 일어나고, 지각과민이나 이상 지각이 발생된다. 견수증후군이나 작열통(causalgia), Sudeck 골위축과 마찬가지의 기전이라고 생각된다.

116. 스테로이드성 피로골절 (steroid stress fracture)

어떤 통증? 가만히 있는데도 발등이나 족관절이 붓고 아파졌다.

SLE나 류마티스 관절염 등으로 장기간 스테로이드를 투여받고 있으면 중족골 등의 운동에 의한 피로골절이 많은 부분 이외에도 내과나 경골골간, 외과 등에 피로골절을 발생시킨다. 안정만으로 치료하지만 염두에 두지 않으면 단지 기존질환의 통증으로 간과되는 경우가 있다.

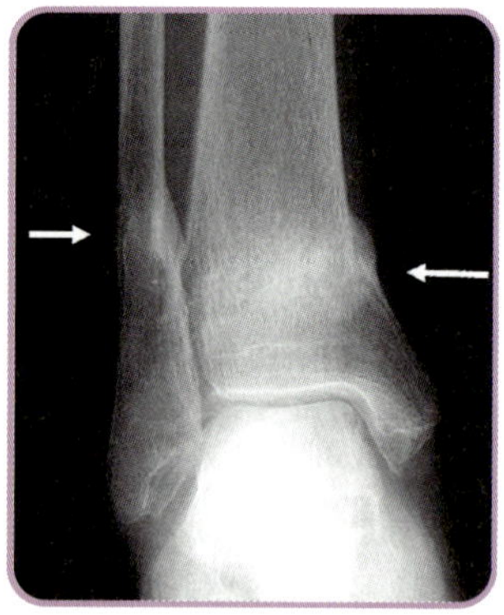

그림 66 스테로이드에 의한 골위축과 피로골절

117. 하지의 단축

어떤 통증? 발꿈치가 닿지 않으므로 발가락의 밑동이 아프고 굳은살이 생긴다.

선천성 하퇴가성관절이나 경골열 및 비골열의 저형성, 결손 등 여러 가지 이유로 하지의 단축이 일어난다. 가골연장술이 시행된 후, 대부분의 증례에서 취학 전과 성장 정지 시기의 2회 연장술로 다리 길이 차이를 해결할 수 있게 되었다. 족부의 체중부하, 족관절 및 슬관절의 가동성과 안정성, 다리 두께의 언밸런스 등의 문제가 남지만 다리 길이 차이가 해결된 것을 잊어서는 안 된다.

118. 선천성 내반족(congenital clubfoot)

어떤 통증? 발바닥이 바닥에 닿지 않아 외측부나 발등으로 디디기 때문에 굳은살이 생기고 아프다.

'선천성 고관절탈구', '사경'과 함께 정형외과의 3대 기형이었다. 이전에는 발 외과라고 하면 내반족 전문가를 지칭할 정도로 많이 나타나는 질환이었지만 선천성 고관절탈구나 사경과 마찬가지로 최근 갑자기 급감했다. 발생빈도는 약 0.1%이며 2 : 1의 비율로 남성에게 많으며 양측 예가 편측 예보다 약간 많다. 변형은 내반(pes varus), 첨족(pes equines), 내전(pes adductus), 요족(pes cavus), 하퇴내염전(medio torsio cruris)이 5대 요소이다. 발꿈치는 내반하고, 후족부는 아킬레스건으로 당겨 올려지고, Chopart 관절보다 원위부인 전족부는 내측으로 구부러지고, 내측 종아리 부위는 상승한다. 생후 1주일 이내에 교정 석고를 개시하여 매주 갱신한다. 6주 경과 후 격주로 하여 3~6개월간 지속한다. 교정을 할 수 없으면 생후 3개월 이후 9개월 이전에 연부조직 해리수술을 한다. 변형이 교정되면 6세 정도까지 야간보장구나 교정구두로 교정을 유지하는 데 힘쓴다. 해가 지나도 교정되지 않거나 변형이 재발하는 증례에는 절골술이나 관절고정술로 대처한다. 발생이 줄었다고 해서 치료하기 쉬워진 것은 아니다. 즉시 전문가에게 보내는 것이 우선이며 초기의 보존적 치료가 중요한 것도 변함없다. 교정석고는 내반족 수술을 할 수 있는 의사가 해야한다.

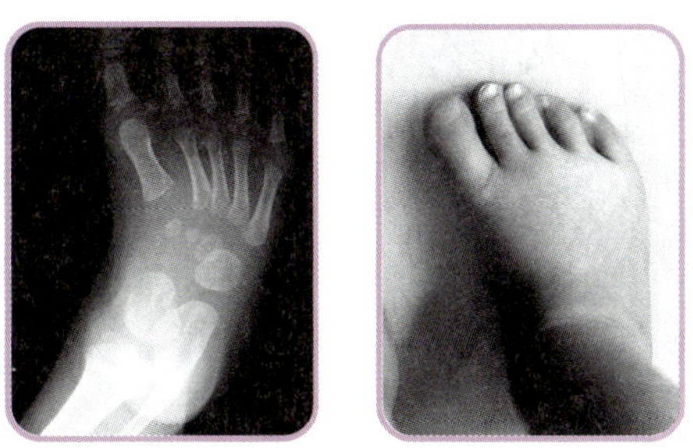

그림 67 선천성 내반족

119. 선천성 내전족 (congenital pes adductus)

어떤 통증? 신발에 닿으면 아프다.

출생 시부터 전족부의 내전 · 내번 변형이 있는데, 내반족과 달리 후족부의 내반 · 첨족 변형은 없다. X선 사진의 전후영상에서 거골과 제1중족골, 거골과 종골의 장축이 이루는 각이 크다. 여러 번 교정 석고 치료하는 증례와 내반족과 마찬가지로 연부조직의 해리술이나 절골 교정술을 요하는 증례가 있다.

120. 왜족(矮足)

어떤 통증? 신발 속에서 쓸려서 아프다.

소인증과 같으며 밸런스가 좋은 왜족과 밸런스가 나쁜 왜족이 있다. 어느 쪽이든 수술로는 치료할 수 없으므로 신발이나 보장구로 치료한다. 폭보다 길이의 교정이 더 쉬우므로 폭이 정상이고 길이가 짧은 것이 맞추기 쉽다.

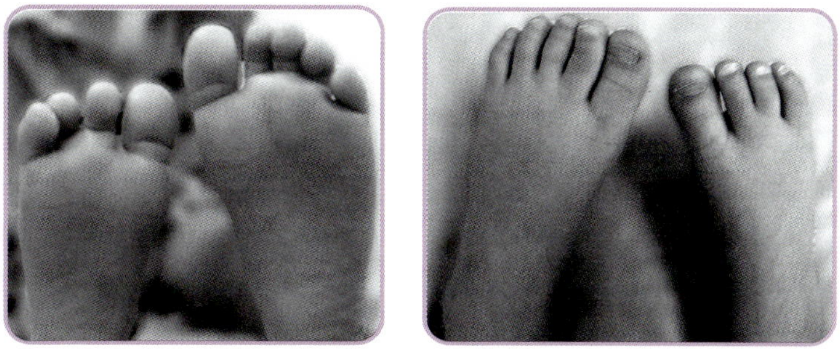

그림 68 왜족

121. 선천협착띠증후군 (congenital constriction band syndrome)

어떤 통증? 하퇴에 고무 밴드를 묶은 것 같은 잘록한 부분이 있고 원위부가 붓는다.

발가락이나 하퇴의 선천성 절단부터 협착띠까지 있다. 강한 협착띠는 림프종으로부터 구축을 발생시키므로 원위부에 부종이 생기는 것은 조기수술을 요한다.

기형과 유전

선천기형의 원인에는 발생장애와 유전성 질환이 있다. 전문서나 보고를 조사해서 정확하게 진단해야 하는 것이지만, 수가 많은지 적은지, 붙어 있는지 찢어져 있는지 정도로 치료에 달려버린다. 따라서 창피할 정도로 유전에 대해 모른다. 환자와 그 부모, 조부모의 7명에게 둘러싸여 '다음 아이는 괜찮을까요?' 라는 질문을 받으면 두근두근 거린다. Informed concent의 시대라고는 해도 설명하고 결정하게 하는 것은 힘든 일이다. 합병기형이 없고 편측성인 단순한 기형은 유전성이 적다는 경험적 간이 진단법으로 "괜찮습니다." 라고 잘라 말하고 있다.

찾아보기

ㄱ

ㄴ

ㄷ

ㄹ

ㅁ

ㅂ

ㅅ

ㅊ, ㅋ

ㅌ, ㅍ

ㅎ

A

B

C

D, E, F

G, H, I

J, K, L

M

O

P, R

S

T

V, W